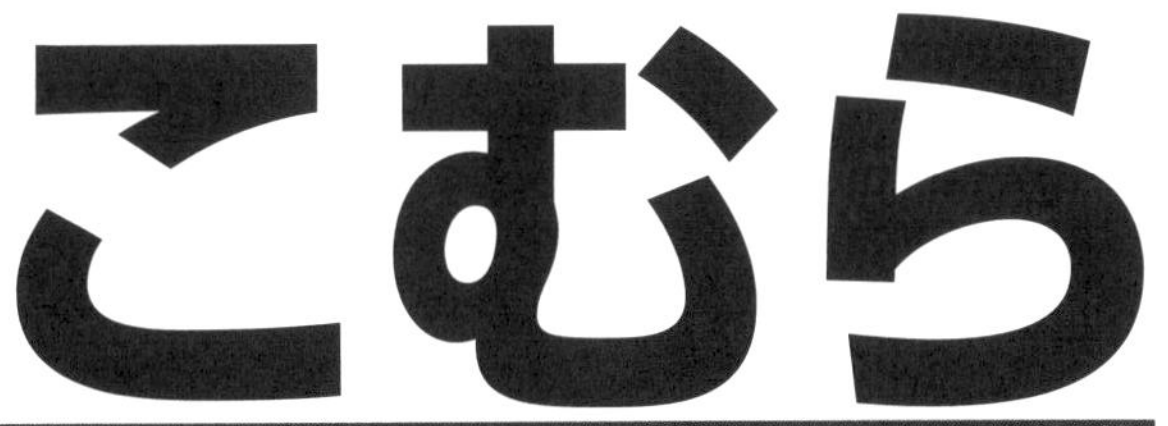

こむら返り

ふくらはぎなど筋肉が突然つるけいれん発作

整形外科の名医が教える
最高の治し方大全

帝京大学医学部附属溝口病院
整形外科客員教授
出沢 明

文響社

はじめに

深夜に突然、ふくらはぎの筋肉がつって激痛が襲う「こむら返り」。悩まされているのは、決してあなた一人ではありません。安眠を奪われ、暗闇の中であの激痛と向き合わなければならないのは、とてもつらいものです。スッと治まればまだしも、痛みが延々と続く場合や毎晩のように起こる場合もあり、とてもやっかいです。

一説には、中高年男女の半数以上が日常的に夜間の筋けいれんを経験しているといわれます。それを裏づけるかのように、薬局の店頭では必ずといっていいほど「足がつる方、ご相談ください」という貼(は)り紙を目にします。こむら返りは私たちにとってそれくらい身近な症状といえます。中高年ばかりではありません。登山やランニングなどスポーツを愛好する若い世代でも、こむら返りの発作はつきものです。筋骨隆々としたアスリートでさえ、こむら返りと無縁ではいられません。こむら返りは、「二足歩行の人類の宿命」と見ることもできます。

これほどまでにありふれた症状なのに、実は、こむら返りがなぜ起こるのか、医学的に完全に解明されたわけではありません。脱水や電解質異常、神経系統や筋肉の異常など、さまざまな要素が複雑に絡み合って発生するものと考えられています。

こむら返りの多くは一過性ですが、心配なのは、毎晩のように起こったり頻繁に再発したりする場合は、背後に深刻な病気が潜んでいる恐れがあることです。腰部脊柱管狭窄症をはじめ、腰椎椎間板ヘルニア、糖尿病、腎臓病、肝臓病、下肢静脈瘤、閉塞性動脈硬化症、狭心症、心筋梗塞、甲状腺機能低下症などへの注意が必要になります。

このように、こむら返りはまだまだ謎だらけです。

発作が起こったとき、どうすればその痛みを素早く治せるのか、単にふくらはぎを伸ばすだけでいいのか、温めるべきか冷やすべきか、再発を防ぐにはどうすればいいのか、そうした問いに明確に答えられる人は、医師でもまだ少ないかもしれません。

本書は、まさに「現代医学の盲点」ともいうべきこむら返りに焦点を当て、ふだんこむら返りに悩まされている人なら誰もが抱く疑問や不安に一問ずつ丁寧に答えていきます。世界各国の研究論文などをベースにしながら、自身の診療経験から得た知識をみなさんにお伝えし、現時点で考えうるこむら返りの最高の治し方、つきあい方を示していきます。ふくらはぎ以外の筋肉のつりの解決策についてもくわしく説明します。ぜひお役立てください。

帝京大学医学部附属溝口病院整形外科客員教授　出沢　明

目次

第2章　こむら返りについての疑問9 …… 27

第3章　こむら返りの原因についての疑問9 …… 41

第6章 こむら返りを防ぐ運動療法についての疑問8

第9章 こむら返りの再発を防ぐ食事についての疑問9

第10章 こむら返りを招く「腰部脊柱管狭窄症」についての疑問13 ……… 131

第11章 こむら返りを招く「腰椎椎間板ヘルニア」についての疑問9 ……… 159

第1章

あいたたたたたっ！
こむら返りが起こったときの
緊急対処法についての疑問9

Q1 今まさにこむら返りが起こっています。この痛みはどうすれば止められますか?

こむら返りが起こったときの緊急対処法は、ふくらはぎをゆっくり伸ばす[*]「ひざ裏のばし」が有効です。こむら返りが起こったほうの足を前に出して座り、片手で足の爪先をつかんでゆっくりと手前へ引っぱり、ふくらはぎを伸ばします。このとき、同時にフーッと口から息を吐き、もう一方の手でふくらはぎをやさしくさすりながら行うといいでしょう。これを、筋肉のつりが解消され、痛みが和らぐまで続けます。

就寝中に足がつると痛みに驚いて慌てがちですが、まずは落ち着くことを心がけ、ゆっくり、じんわりと伸ばすのがコツです。急に強く引っぱると翌日以降も違和感や痛みが残ったり、筋肉の線維が切れて肉離れを起こしたりする恐れがあります。

爪先に手が届かない場合は、ひざを少し浮かせてもかまいません。足にタオルをかけて引っぱるのもいいでしょう。あおむけに寝たままで壁に足の裏を強く押しつけたり、ひざを立ててかかとを床に押しつけたりして伸ばす方法もあります。自分のやりやすい方法で、深くく呼吸しながら、ゆっくりとふくらはぎを伸ばすことが大切です。

＊すねがつった場合の対処法はこれと異なるので194ページを参照。つったときは落ち着いて、ふくらはぎかすねのどちらがつっているかを判断して対処する。

こむら返りの緊急対処法「ひざ裏のばし」

手で引っぱる「ひざ裏のばし」

爪先を体のほうへ引っぱり、ひざ裏とふくらはぎをゆっくりと伸ばす。

ふくらはぎの外側のつりなら足先を親指側に、内側なら足先を小指側に向けるといい。

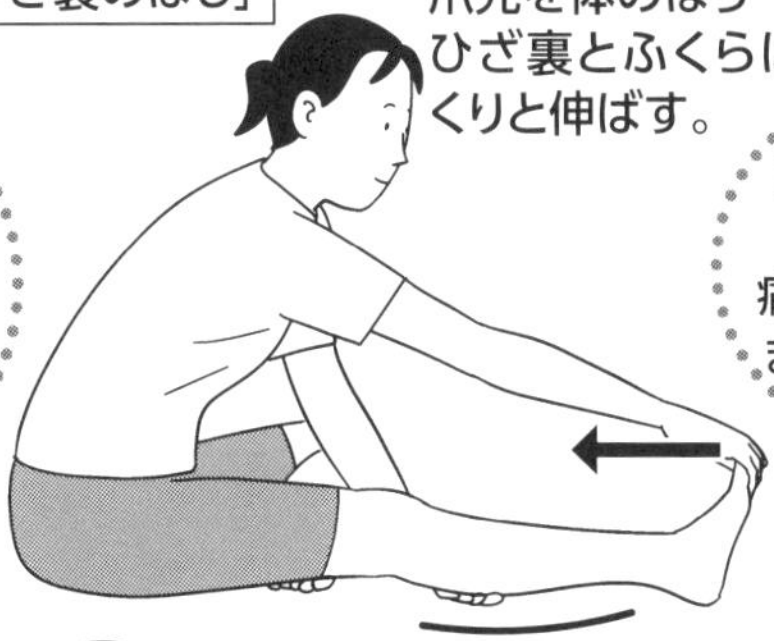

足のつりが解消され、痛みが和らぐまで続ける。

すねがつったときの対処法は？
第14章
194ページへ

タオルで引っぱる「ひざ裏のばし」

タオルを爪先にかけ、ゆっくりと引っぱってひざ裏とふくらはぎを伸ばす。

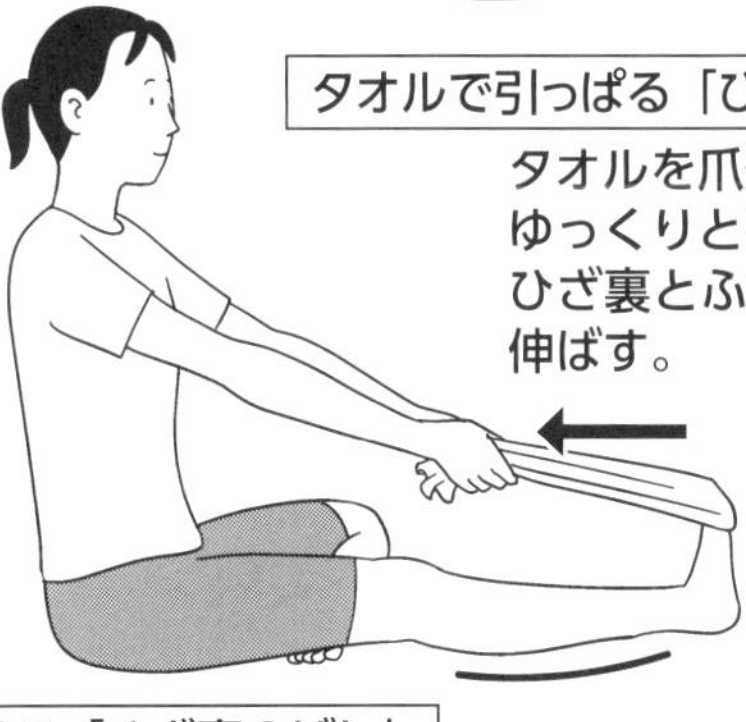

壁に押しつける「ひざ裏のばし」

壁などに足の裏を押しつけ、ひざ裏とふくらはぎをゆっくりと伸ばす。

床にかかとを押しつけるようにして、ふくらはぎをゆっくりと伸ばしてもいい。

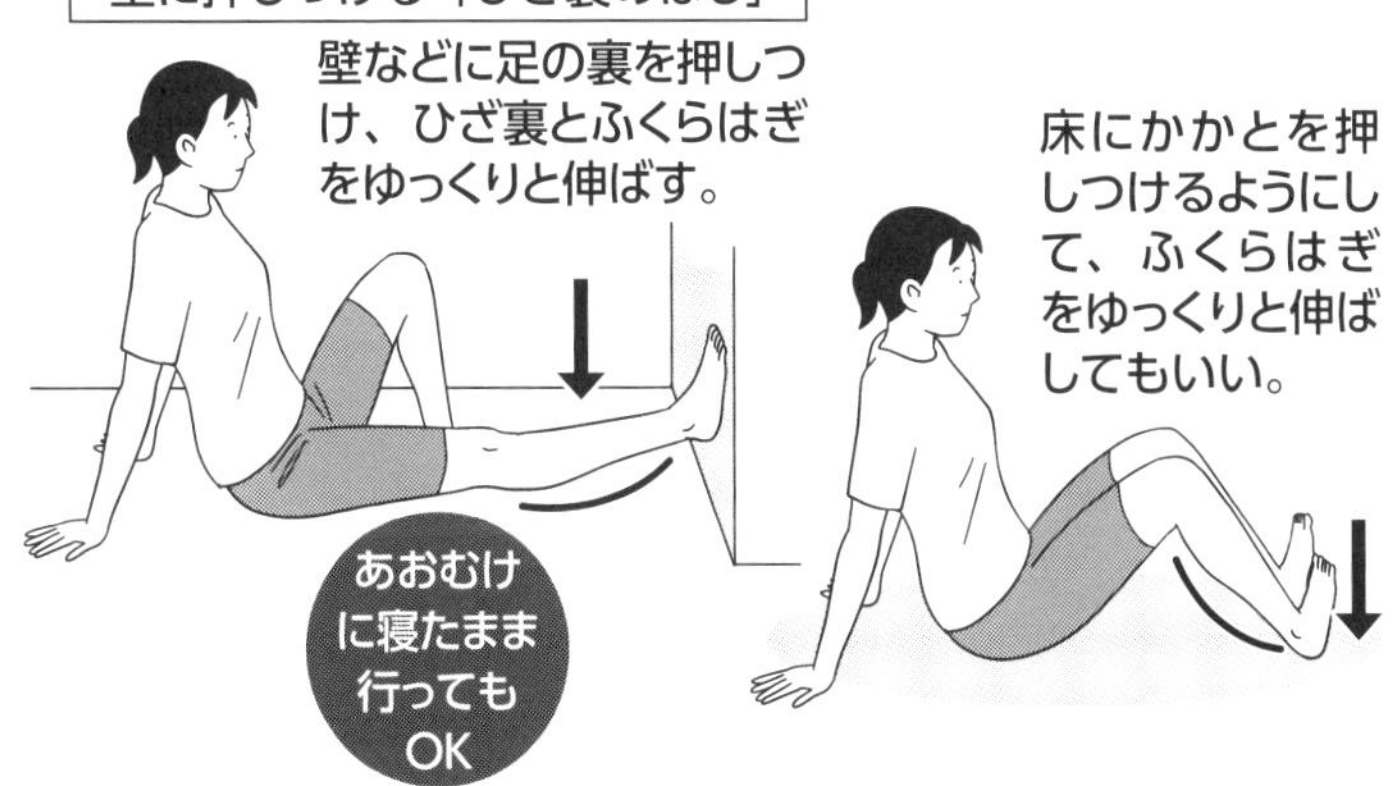

あおむけに寝たまま行ってもOK

Q2 ふくらはぎを伸ばすと、なぜいいのですか？

筋肉や神経の細胞は、十分な血流によって血管を通じて絶えず酸素やミネラル（無機栄養素）が供給されていないと、正常に働くことができません。こむら返りを起こすと、ふくらはぎの筋肉がギュッと縮んでしまうため、血管も締めつけられて、血流が滞ります。**ふくらはぎをゆっくり伸ばすことによって、筋肉がほぐれ、下肢の血流が促されます。**血流が改善すれば、筋肉に十分な酸素やミネラルが供給され、ミネラルバランスもよくなって、神経の情報伝達がスムーズになり、筋肉が異常に収縮するこむら返りが解消されるのです。

ただし、あくまでも**「ゆっくり」「やさしく」「だましだまし」伸ばすことが重要です。**力を込めて急に伸ばそうとすると、筋肉にもともと備わっている、急な筋肉の伸張に対してブレーキをかけるメカニズムが働いてしまい、余計に筋肉が収縮することになりかねません。ゆっくり伸ばせば、筋肉の過度な収縮を抑制するメカニズムが働いて、電気信号が脊髄に送られ、こむら返りが治まります。このような筋肉の伸長・収縮のメカニズムについては、第2章でくわしく説明します。

Q3 ふくらはぎを伸ばしても、こむら返りが治まりません。ほかに方法はないですか？

漢方薬の芍薬甘草湯（しゃくやくかんぞうとう）（21ページ参照）があれば、2分の1包を水なしでそのままなめるとよく効きます。手もとにない場合は、次の方法を試してみてください。

①マッサージする

両手でふくらはぎを包むようにしながら、足首からひざ裏に向かってさすり上げたり、やさしくもみほぐしたりして、ふくらはぎをマッサージします。乾いたタオルなどを使ってさすってもいいでしょう。

②水分をとる

できれば経口補水液、スポーツドリンクなどで水分をとります。なければ水か、塩をひとつまみなめてから水を飲んでもいいでしょう。

③いったん縮める

いったん足首を伸ばし、ふくらはぎを縮めてから、もう一度伸ばしてみましょう。神経がリセットされ、筋肉の収縮が治まることがあります。

ふくらはぎを伸ばしても治まらないときの対処法

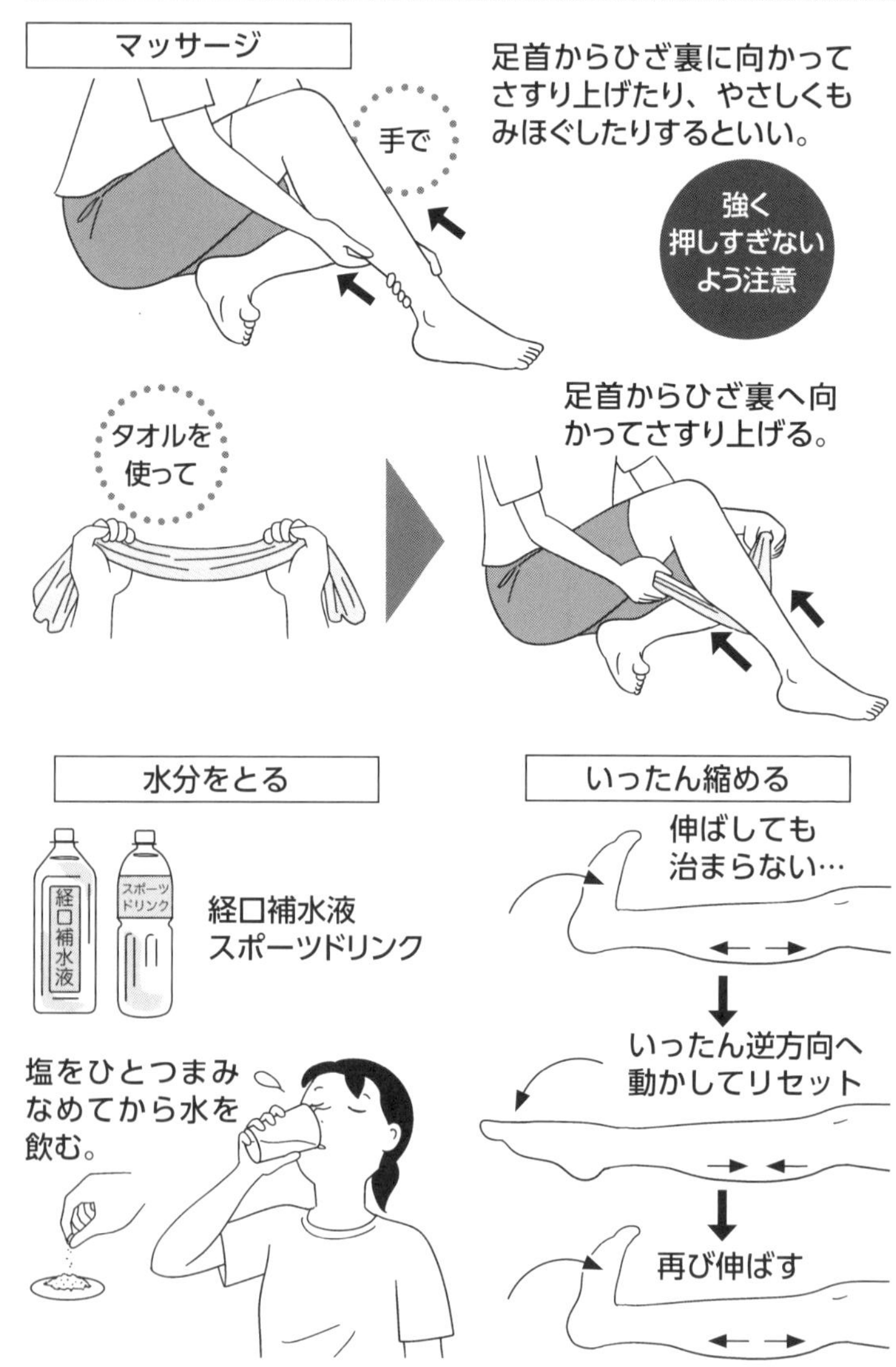

Q4 なんとか発作は治まりましたが、まだ痛みが続いています。対処法はありませんか？

こむら返りの発作時に十分に対処できないと筋肉のけいれんが長引き、それが原因で翌日まで筋肉にしこりが残り、筋肉痛になることがあります。

このとき強くもんだり押したりすると、筋肉を傷めてしまう恐れがあります。筋肉痛に効果のある**塗り薬**や**貼**（は）**り薬**を用いるなどして、しばらくはなるべく安静にして筋肉を休ませましょう。少し痛みが治まってきたら、お風呂につかるなどして**足を温め**、やさしく**マッサージ**して血流を促すといいでしょう。お風呂上がりにゆっくりとふくらはぎの**ストレッチ**をするのも効果的です。

こむら返りの発作が治まってから**1週間たってもまだ痛みが続くような場合は、肉離れ（筋断裂）を起こしている可能性もあります**。こむら返りを早く治そうとして強い力をかけて急激に伸ばすと、ふくらはぎの筋肉の線維が切れてしまうことがあるのです。ストレッチをすると痛い、指で押すと痛い、皮膚に腫（は）れや内出血があるといった場合は、無理に動かさず、整形外科を受診してください。

Q5 今こむら返りが発生中です。ふくらはぎを冷やしたほうがいいですか？

冷やしてはいけません。こむら返りの最中にふくらはぎを冷やすと、さらに悪化する可能性があります。冷えは、こむら返りを誘発する要因です。冷えると筋肉や血管は収縮して血流が悪くなり、酸素やミネラル（無機栄養素）などが筋肉や神経に十分に行き渡らず、こむら返りが悪化します。

こむら返りが起こったら、できるだけふくらはぎを温めたほうが、血流がよくなり、つりが早く治まる効果があります。手でさすってもいくらか温まりますが、ホットタオルやドライヤーの温風を当てたり、冬なら暖房器具を使ったり、可能なら足湯（あしゆ）や温水のシャワーで温めたりするのもいいでしょう。

ふくらはぎを温める方法

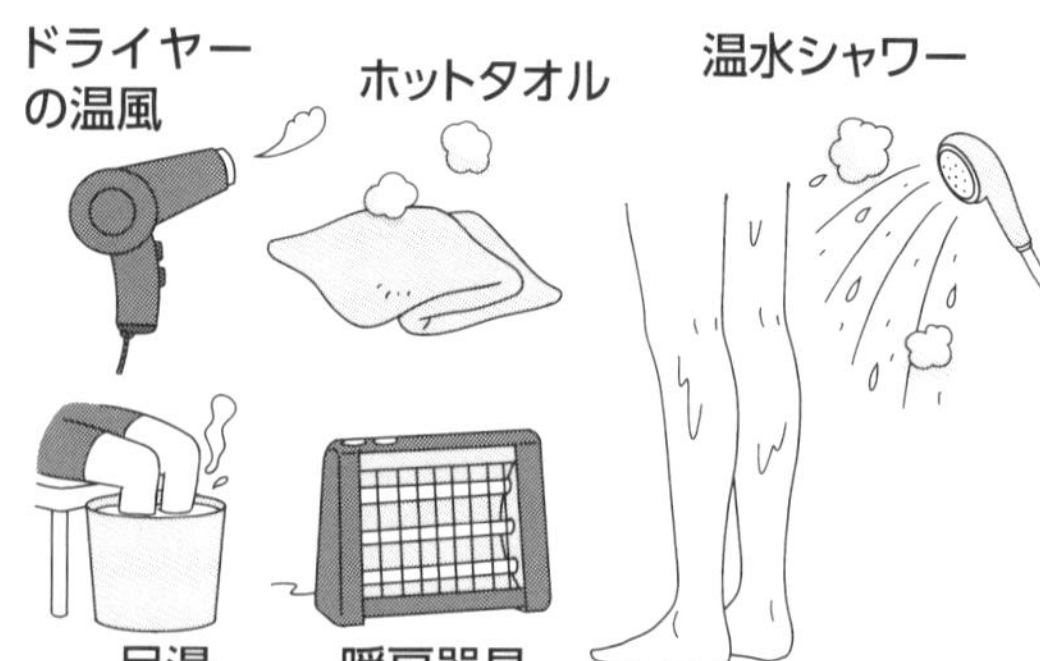

Q6 今起こっているこむら返りを即座に和らげてくれる薬はないですか？

こむら返りの特効薬としてよく知られている薬は、「芍薬甘草湯」という漢方薬です。鎮痛作用のある「芍薬」と抗炎症作用のある「甘草」という生薬（天然に存在する薬効を持つ動植物など）を配合した漢方薬で、こむら返りが起こったときに服用すると、なんと**数分で効果が現れるほどの速効性**があります。

芍薬甘草湯は、昔から登山をする人によく知られた薬です。急に足がつって歩けなくなったときに服用すると、短時間のうちに筋肉の緊張をゆるめて痛みを和らげる作用があることから、山登りやハイキングのさいには必ず携行するという人も少なくありません。

漢方薬というと煎じ薬のイメージがありますが、現在ではエキスを粉や顆粒の形にして、分包にしたものが一般的です。通常はこれを水やぬるま湯で服用しますが、就寝中にこむら返りの発作が起こった緊急時には、頓服（症状が出たときに服用すること）として、少量をなめるだけでも速効性があります。水なしで飲めるゼリータイプ

芍薬甘草湯に用いられる薬用植物

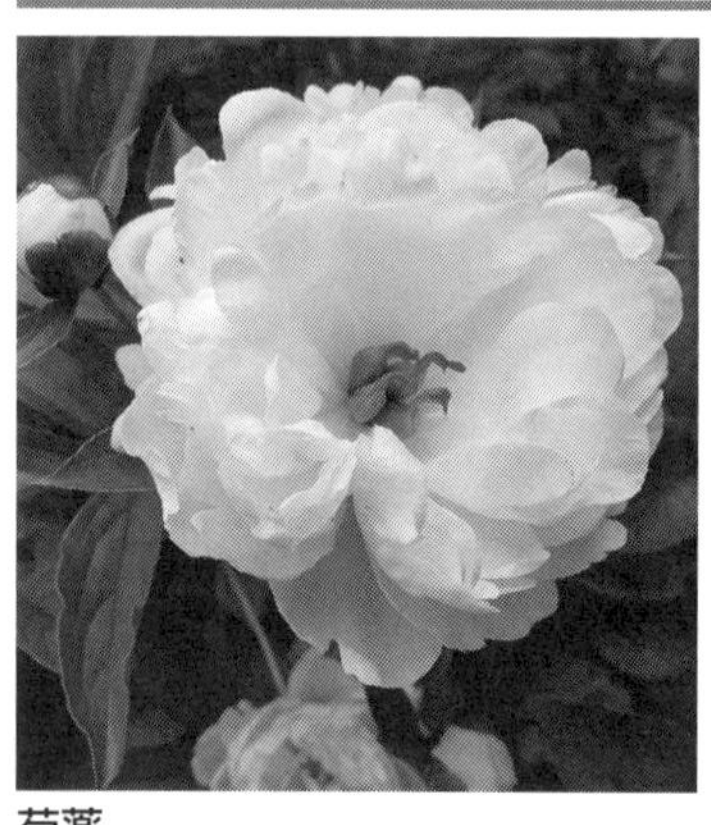
芍薬

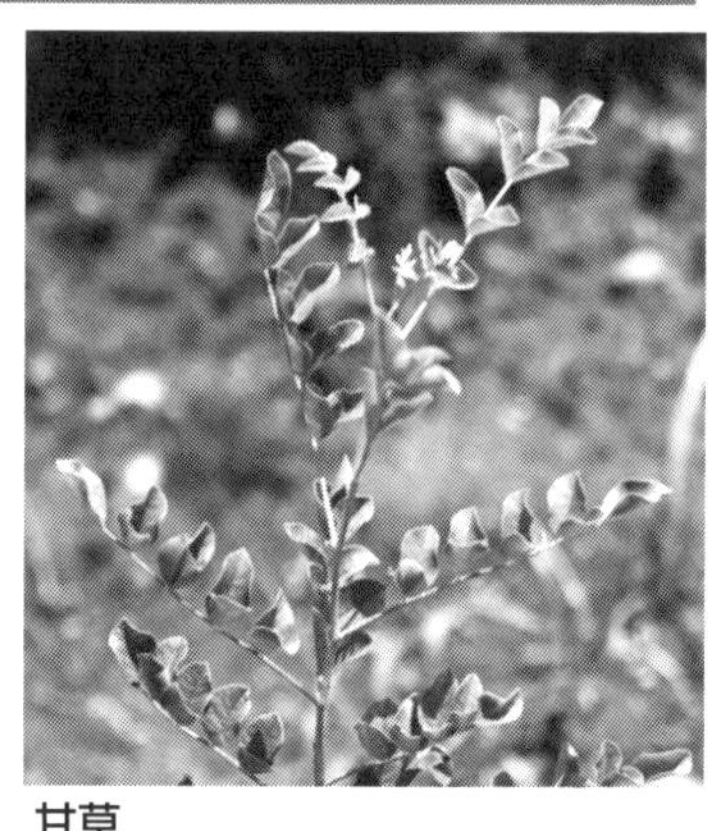
甘草

の芍薬甘草湯も市販されており、就寝中の発作が心配な人は枕もとに置いておけば安心です。

芍薬甘草湯には予防効果もあります。スポーツの前や、疲れた日の就寝前など、こむら返りが起こりそうだというときには、事前に服用しておくこともできます。

ただし、成分の一つである甘草は、常用すると高血圧、むくみ、低カリウム血症などの副作用を引き起こす原因となる可能性もあるので、長期連用しないよう注意が必要です。高血圧症や腎臓病の人、妊娠中または妊娠の可能性のある人は、市販薬を利用する場合でも、医師に相談してから服用するようにしましょう。

くわしい服用のしかたや服用上の注意については、第5章で説明しているので参考にしてください。

Q7 漢方薬以外に、こむら返りの発作時に効く薬はありませんか？

漢方薬の芍薬甘草湯（しゃくやくかんぞうとう）（21ページ、64ページ参照）ほどの速効性はありませんが、外用薬も効果があります。

皮膚に直接塗ったり貼（は）ったりして用いる外用薬は、皮膚から有効成分が吸収されます。こむら返りの発作時にふくらはぎに使用してもいいでしょう。

こむら返りに対しては、非ステロイド性消炎鎮痛薬（NSAIDs（エヌセイズ）*）のインドメタシンやフェルビナク配合の軟膏（なんこう）やクリーム、ローション、ゲル、スプレー、貼り薬などを用います（第５章参照）。

これらをふくらはぎに塗ったり貼ったりしたうえで、手で足の爪先をつかんでゆっくりと手前へ引っぱり、筋肉を伸ばせば、徐々に痛みが和らいできます。

外用薬も効果がある

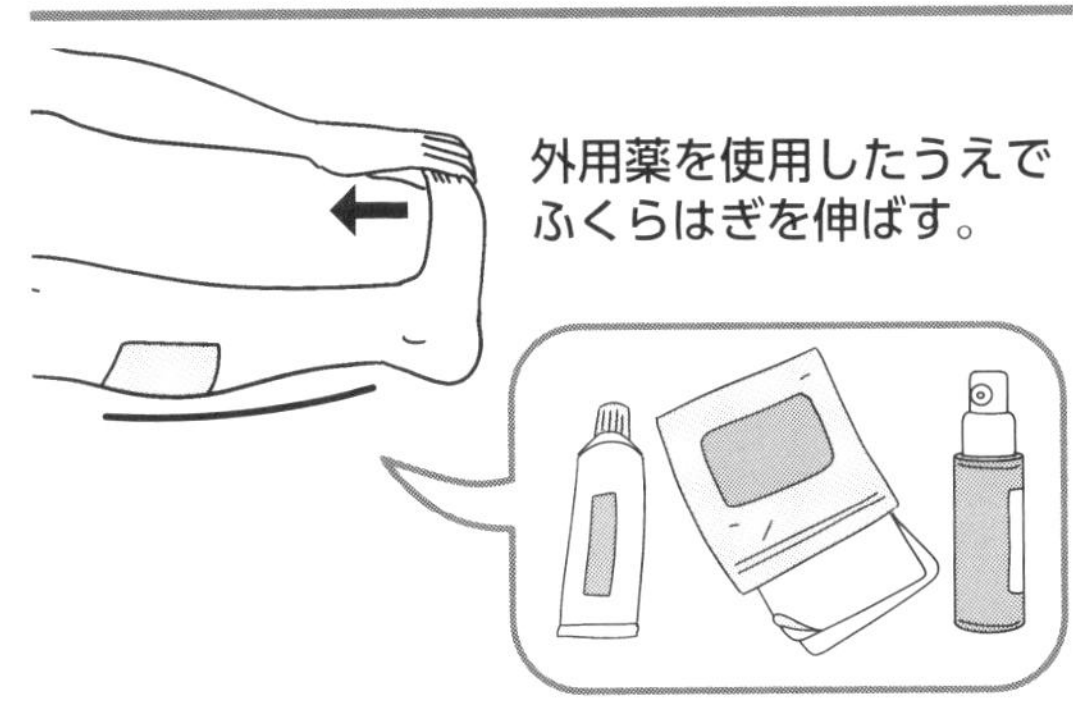

外用薬を使用したうえで
ふくらはぎを伸ばす。

＊NSAIDs: Non-Steroidal Anti-Inflammatory Drugs（非ステロイド性消炎鎮痛薬）

Q8 夜、こむら返りで目覚めた後なかなか眠れません。どうすればまた眠れますか？

夜、突然の痛みで目覚めると、自律神経[*1]のうち交感神経（心身を活動的にする神経）が副交感神経（心身をリラックスさせる神経）よりも優位に働いてしまい、眠れなくなることがあります。呼吸を整え、リラックスすると眠りに就く効果が得られるうえ、筋肉がゆるんで血流がよくなるので、こむら返りの再発も防げます。

意識的に副交感神経を働かせる「4・7・8呼吸法」[*2]を試してみてください。アメリカの著名な医師アンドルー・ワイル博士が考案した呼吸法で、自律神経を整え、ストレスを解消する効果があるといわれています。眠れないときだけでなく、リラックスタイムや就寝前、お風呂上がりなどに行うと効果的です。

リラックスして入眠する

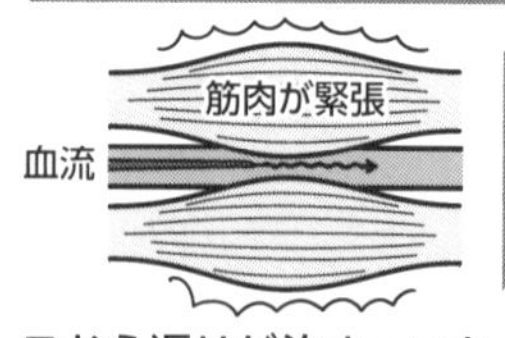

こむら返りが治まっても交感神経が優位になり、眠れなくなったり、筋肉の緊張が続いてこむら返りが再発することも。

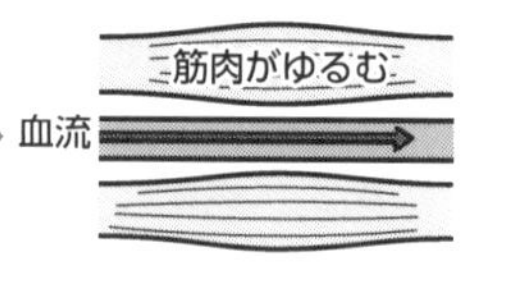

筋肉をゆるめ、リラックスして血流をよくし副交感神経を働かせると、眠りを誘う効果が得られ、こむら返りの再発も防止。

＊1 自律神経＝意志とは無関係に血管や内臓の働きを支配する神経。
＊2『1分でぐっすり眠れるハーバード式4-7-8呼吸』（板村論子監修、わかさ出版）

4-7-8呼吸法のやり方

始める前に

- あおむけに寝て全身の力を抜き、目を静かに閉じる。
- 手はおなかの上（へそ下5センチくらい）か、体の横に置く。
- 上あごの前歯の裏側に舌先をつけ、息を吸う前にフーッと口から息を吐ききる。
- 呼吸をしている間は、舌先は軽く前歯の裏側につけたままにする。

❶心の中でゆっくりと1、2、3、4と数えながら、おなかいっぱいに酸素を取り込むように、深く静かに鼻から息を吸う。

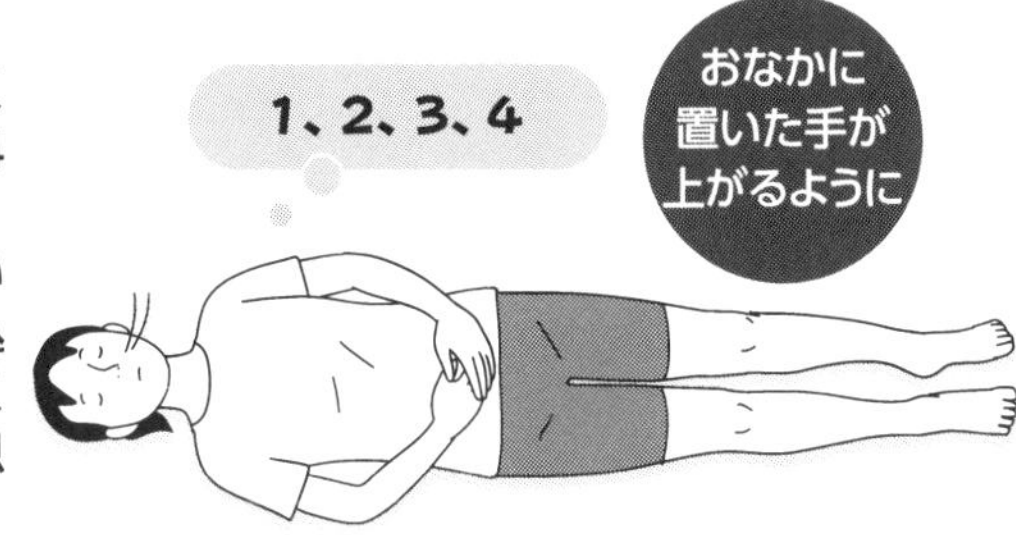

1、2、3、4
おなかに置いた手が上がるように

❷吸った息をおなかにためてキープするつもりで、心の中でゆっくりと１～７まで数える。ただ息を止めるのではなく、全身に酸素が行き渡るようなイメージで。

1、2、3、4、5、6、7

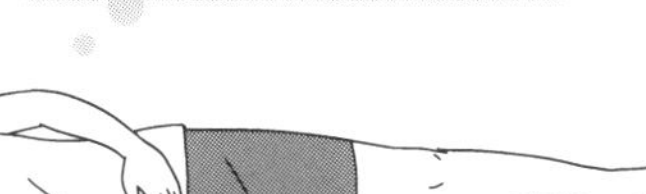

❸心の中で１～８まで数えながら、口からフーッと静かに息を吐いていく。

1、2、3、4、5、6、7、8

口をすぼめて細く長く息を吐く

鼻から息を吐いてもOK。

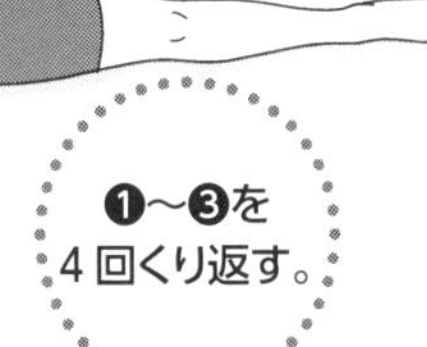

Q9 こむら返りが起こっています。金しばりとはこのことでしょうか？

「自分の意志で体をコントロールできない」という点では似ていますが、こむら返りと金しばりは全く違うものです。

筋肉が意志に反してけいれんするこむら返りは脊髄の反射で起こり、脳の状態（覚醒・睡眠）とは関係なく起こります（29ページ参照）。これに対し金しばりは、脳が覚醒しているのに体が眠っているために体が動かせない状態のことをいいます。夜ふかしや昼夜逆転の仕事など、不規則な生活やストレスで誘発される「睡眠マヒ」と呼ばれる睡眠障害の一つで、多くは覚醒から睡眠への移行期に起こります。

通常、眠りはノンレム睡眠（夢を見ない睡眠）から始まってレム睡眠（夢を見る浅い睡眠）へと移行しますが、なんらかの原因で眠りがレム睡眠から始まると、起きているつもりで夢を見てしまい、一方で体が動かないという金しばりが起こるのです。

このようにこむら返りと金しばりは別物ですが、こむら返りで夜中に起きると眠りが浅くなり、金しばりの誘因となる可能性はあります。

第2章

こむら返りについての疑問9

Q10 「こむら返り」とはそもそもなんですか？病名ですか？

「こむら返り」は病名ではなく、医学用語では「有痛性筋痙攣（ゆうつうせいきんけいれん）」「筋クランプ」などと呼ばれる症状名です。いわゆる「筋肉がつる」状態で、私たちがふだん自分の意志で動かしている筋肉が、なんらかの原因で突然けいれんを起こして収縮したままロックされ、痛みを伴ったまま動かせなくなってしまうことをいいます。ふくらはぎがつることを「こむら返り」というのは、**古い言葉でふくらはぎを「こむら（腓）」と呼んでいたことからきています**（ふくらはぎのけいれんは「腓腹筋（ひふくきん）けいれん」という）。

筋けいれんはふくらはぎ以外でも起こります。手足の指、腕、足首、太もも、土踏まずのほか、首や肩、背中、腰、お尻（しり）の筋肉もつることがあります。ふくらはぎの腓腹筋以外でつりやすい筋肉は、腓腹筋よりも下層にあるヒラメ筋、お尻の深部にある梨状筋（りじょうきん）、すねにある前脛骨筋（ぜんけいこつきん）、ひじと手首をつなぐ腕橈骨筋（わんとうこつきん）、胸の大胸筋（だいきょうきん）などです。

腓腹筋

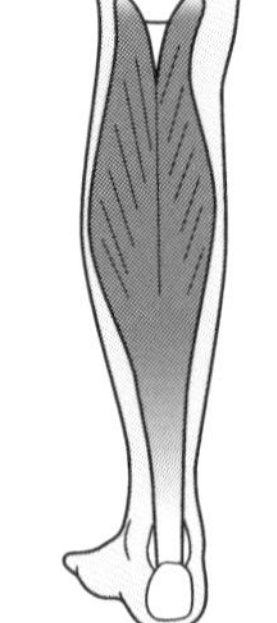

Q11 「筋肉がつる」とは、医学的に見てどういう現象ですか？

非常に単純化していえば、筋肉がつっている状態とは、センサーの誤作動によって歯止めを失った筋肉の暴走です。

筋肉や腱（筋肉と骨をつなぐ組織）が縮みすぎたり伸びすぎたりして傷まないように、人体のすべての骨格筋（手足などの骨格を動かす筋肉）にはセンサーが備わっています。センサーには、筋肉中にあって「筋肉の伸びすぎ」を監視する筋紡錘と、腱と筋肉の境目にあって「腱や筋肉の縮みすぎ・伸びすぎ」を監視する腱紡錘（ゴルジ腱器官ともいう）の2種類があります。

筋紡錘は筋肉が急に伸びたのを感知すると、情報を脊髄（脳から出て背骨を通る中枢神経）に送り、脊髄は「縮め」と指令を出します。これを「伸張反射*」といいます。

一方、腱紡錘は、筋肉が縮むときも伸びるときも、常に腱と筋肉の境目で張力の変化を監視していて、脊髄に知らせます。これを受けて、脊髄は筋肉の縮みすぎや伸びすぎを調整するよう指令を出します。これを「自己抑制」といいます。

＊足が床に着かない状態でイスに腰かけ、ひざ下をゴムハンマーなどでたたくとひざから下の足が跳ね上がる「膝蓋腱反射」は伸張反射の一例。

これらのしくみは脳による認知や判断を必要としない「脊髄反射」で、ふだんは私たちが意識しなくてもうまく働いて、筋肉や腱のバランスを取っています。ところが、ミネラルバランスのくずれなど、さまざまな要因から、これらセンサーの働きが低下することがあります。そんなときは、*筋肉が収縮しすぎても腱紡錘が働かず、脊髄から「筋肉をゆるめろ」という指令が出なくなるのです。こうして「自己抑制」が効かなくなって筋肉が暴走している状態が「筋肉のつり」、こむら返りです。

筋紡錘・腱紡錘の働き

腱紡錘
筋肉が伸びた！
筋肉伸びモニター
びよ～ん
筋紡錘
脊髄様に連絡だ！
キンニクキンニク
脊髄様
もう少し縮みなさ～～い
戻った
筋肉伸びモニター
すごーい
腱紡錘
筋肉が縮んだ！…えっ？
筋肉縮みモニター
ぎゅ～ん
行っちゃうの？
筋紡錘
オレ、縮みは担当じゃないんで
あいたたた！
タスケテ
腱紡錘
疲れるな～伸び縮み両方の監視役だもんな～
そういえば最近うまいミネラル食ってないし…

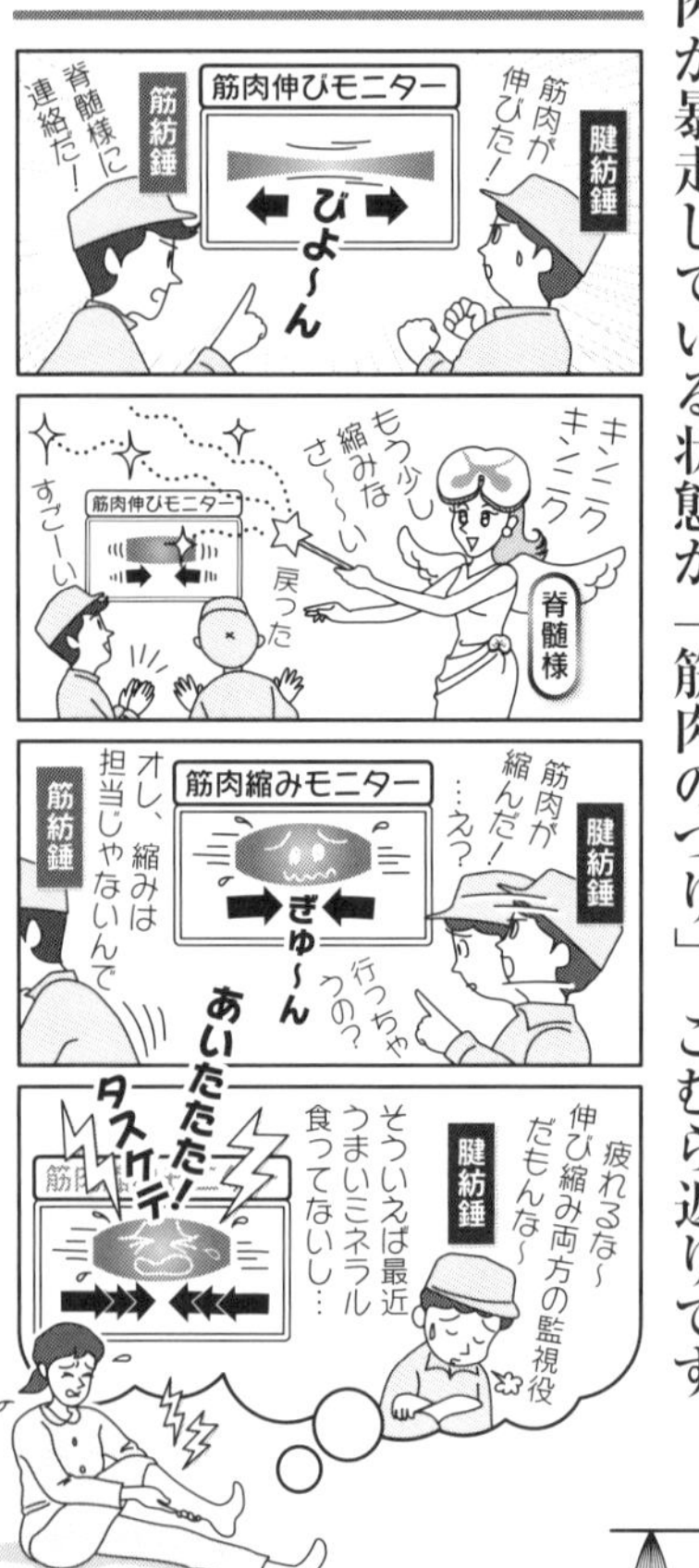

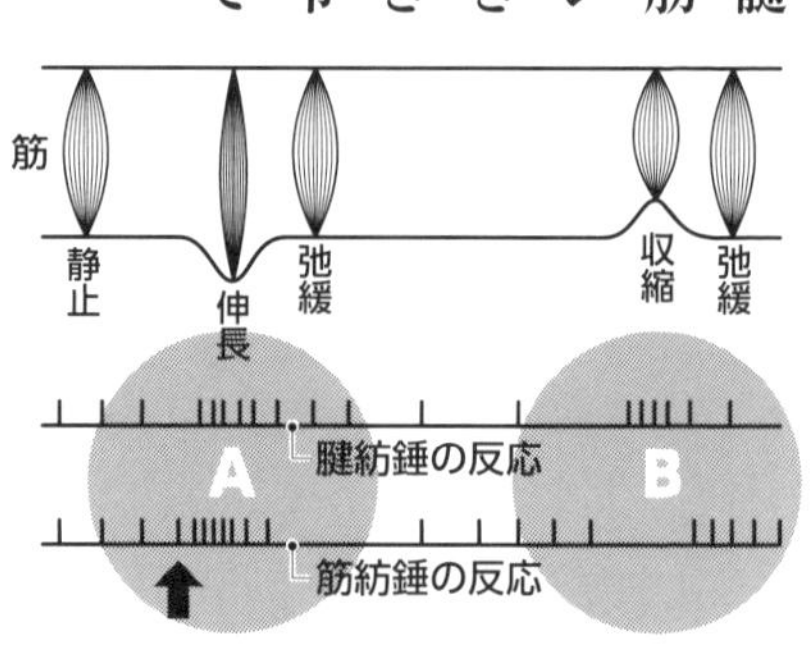

筋紡錘は筋の長さを、腱紡錘は腱に加わる張力を脊髄に伝える。

A 筋紡錘は腱紡錘よりも筋の伸びに敏感に反応するため、筋が伸びるとまず筋紡錘が反応（⬆）、続いて腱紡錘が興奮し、筋がゆるむ。

B 筋が縮むときは、腱紡錘が活性化するが、筋紡錘は関与しない。

＊筋紡錘・腱紡錘と脊髄との連絡がうまくいかなくなる「コミュニケーションエラー」が起こっている状態。

Q12 ふくらはぎの筋肉ばかりがつるのは、なぜですか？

ふくらはぎの筋肉がつりやすい理由には、次のようなことが考えられます。

①抗重力筋である

筋肉のつり（筋けいれん）はふくらはぎ以外の骨格筋（手足などの骨格を動かす筋肉）でも起こりますが、中でも「抗重力筋」といって、地球の重力に対して姿勢を保つために働く筋肉でよく起こります。抗重力筋は、自然に立ったり座ったりしているだけでも常にど

主な抗重力筋

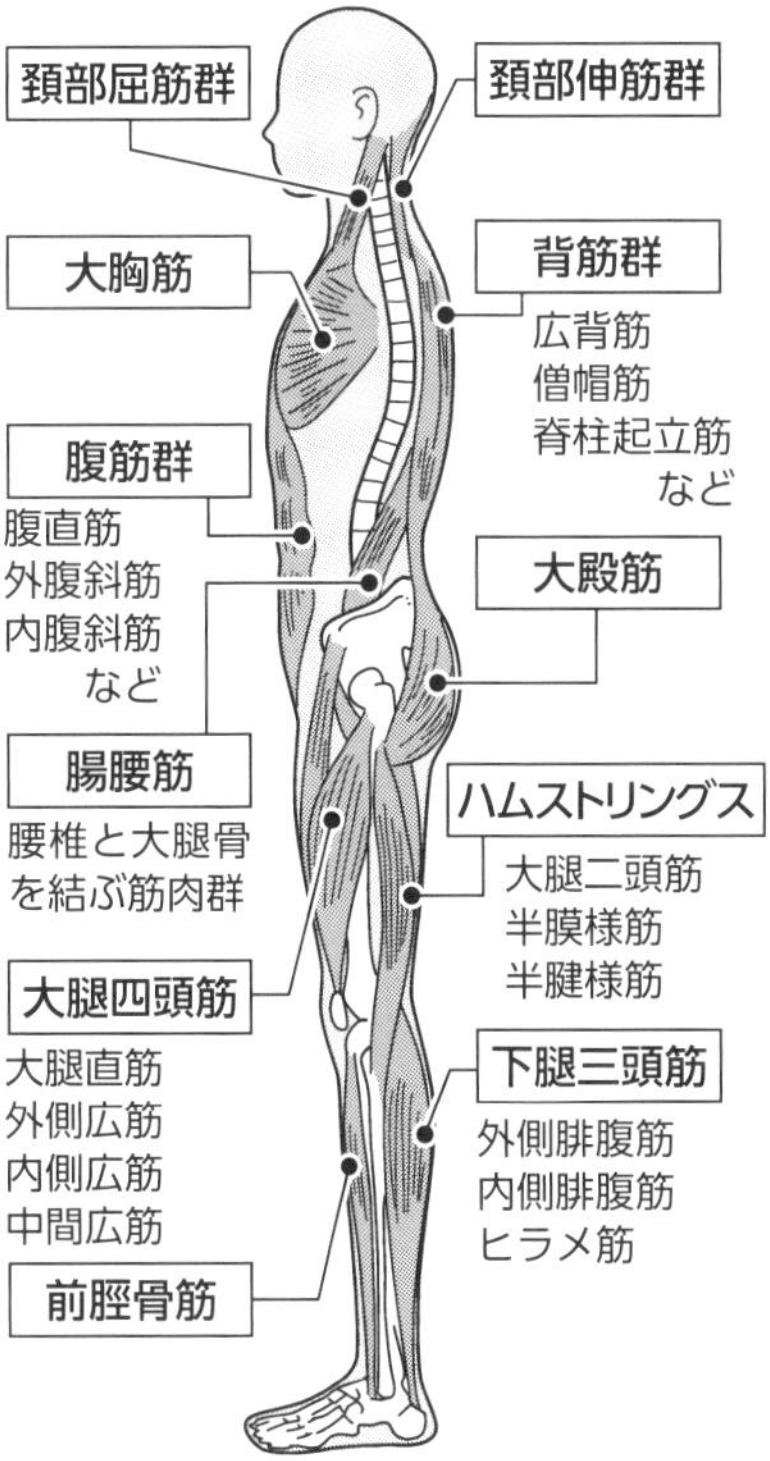

このほか、何かにぶら下がるときに使う腕の筋肉（上腕二頭筋、三角筋など）も抗重力筋。

こかで緊張しているため、負担がかかりやすいのです。中でも、ふくらはぎの「下腿三頭筋」（内側腓腹筋・外側腓腹筋・ヒラメ筋の総称）は、直立するときには緊張して姿勢を支え、歩くときには収縮・弛緩をくり返すため、疲れやすい筋肉です。筋肉疲労はこむら返りを招く一因となるため、ふくらはぎで起こりやすくなります。

②心臓から遠い

ふくらはぎは体の最も下のほう、心臓から遠い位置にあります。体液がたまってむくみや血流の滞りが起こりやすく、そこから冷え、酸素不足、ミネラルバランスのくずれなどを招き、こむら返りを誘発しやすくなります。

③冷えやすい

冷たい空気は下のほうにたまるので、冬はもちろん夏でも意外に足もとが冷えることがあります。スカートや短いパンツなどをはいて足を出していると特に冷えやすく、筋肉のこわばりや血流不足などから、こむら返りの誘因となります。

④就寝中の体温や姿勢

就寝中は体の末梢（手足の先）の体温が下がりやすいこと、寝返りを打つさいに足が寝具の外へ出るなどして冷えやすいこと、あおむけに寝ると掛け布団の重みで爪先が下がりふくらはぎの筋肉が収縮しやすいこと（39ページ参照）なども原因となります。

Q13 筋肉がつるとき、筋肉で何が起こっているのですか？

私たちは、骨格筋（手足などの骨格を自分の意志で動かせる筋肉。全身に約400個ある）を、ふだんは自分の意志どおりに動かすことができます。ところが、なんらかの原因で筋肉がつると、痛みを伴って強く収縮したままとなり、自分の意志では動かせなくなってロックされてしまいます。

人間の体は、痛みを感じると交感神経（心身を活動的にする神経）が刺激され、筋肉の緊張が高まり、硬くなります。これはみずからを守ろうとして反射的に起こる生体防御反応の一つです。

しかし、筋肉が緊張すると、同時に血管も収縮します。血管が収縮すると血流が悪化して細胞が酸素不足の状態になり、痛みのもととなる物質（プロスタグランジンなど）の産生が促されます。すると、ますます痛みが強まり、筋肉が収縮するという悪循環に陥ってしまいます。こむら返りの発作中は、筋肉でこのような悪循環が起こっていると考えられます。

Q14 なぜこんなによく筋肉がつるのですか?

こむら返りが起こるときは、多くの場合、加齢や運動不足からくる筋肉量の減少や、血流不足や冷えに加えて、水分不足、薬の影響など、さまざまな要因が複合的に影響していると考えられます。

頻繁にこむら返りが起こる場合、病気や薬の影響がないかを調べるには医師の診察が必要ですが、そうでなければ、ほかの要因が複数関係しているのかもしれません。下の「こむら返りチェック表」を参考にしてみてください。

こむら返りチェック表

- □ 最近、運動を始めた
  ＊軽い運動でも筋肉疲労になることがある。
- □ 運動習慣がない、あまり歩かない
- □ 食生活が偏りがちである（ミネラル、ビタミンが不足）
- □ 水分はコーヒーや紅茶、緑茶でとっている
  ＊利尿作用がある飲み物は水分不足を招くことがある。
- □ 冷え症である
- □ おなかを下しやすい
  ＊下痢に伴い軽い脱水症状になることがある。
- □ 足がむくみやすい
- □ 入浴はシャワーですますことが多い
  ＊体が温まらないまま就寝して冷えを招く。
- □ 喫煙者である
  ＊喫煙により血管が収縮し血流不足に。
- □ お酒をよく飲む
  ＊アルコール分解に水分が使われるため水分不足に。
- □ 仕事などでストレスを感じることが多い
  ＊ストレスによる自律神経の乱れから血流不足に。

Q15 年を取るとこむら返りが起こりやすくなるのはなぜですか？

高齢になると以下のような条件がそろいやすく、そこへ水分不足、ミネラル不足、冷えなどが引き金となり、こむら返りが起こりやすくなると考えられます。

次ページのグラフは、年齢によって基礎代謝量（生きるために最低限必要なエネルギー量）がどう変化するかを表したものです。年を取るほど基礎代謝量は減少していきますが、その主な原因は、筋肉量の減少です。

①筋肉量の減少

一般に20代をピークとして年を取るほど筋肉量は減少していきます。「足は第2の心臓」といわれるように、下肢（かし）の筋肉は歩行などで伸縮してポンプのように働き、血液を心臓に送り返し、体中に循環させる働きをしています。特に足の筋肉量が減ると血流が滞り、筋肉の収縮・弛緩（しかん）の調節に関係するミネラル（無機栄養素）が十分行き渡りません。また、筋肉が減ると代謝（体内でさまざまな物質を合成・分解する働き）も悪くなるため、ミネラルバランスがくずれ、こむら返りを招きやすくなります。

年齢による基礎代謝量の変化

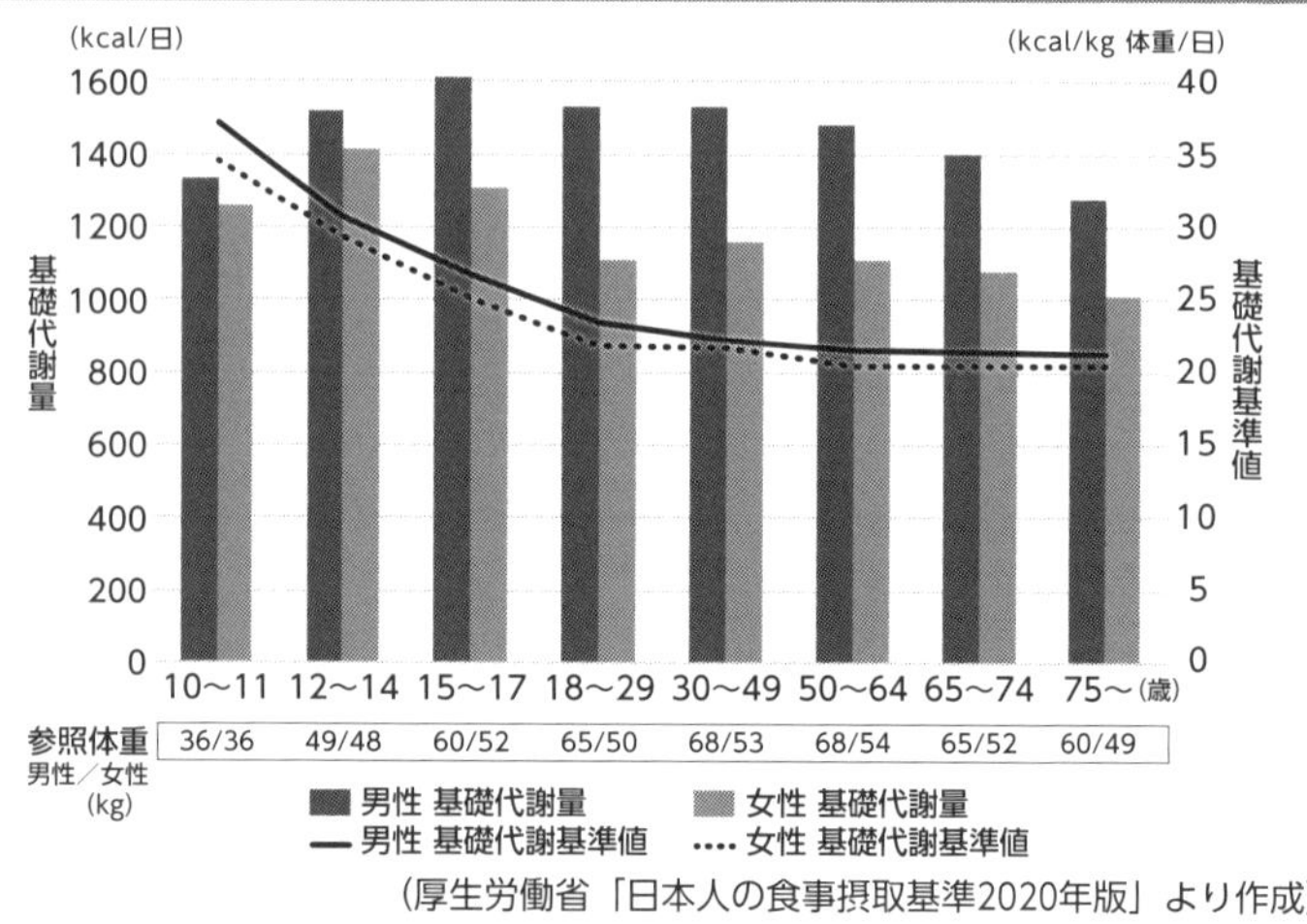

(厚生労働省「日本人の食事摂取基準2020年版」より作成)

②筋肉疲労の蓄積

血流の悪化による酸素やビタミン・ミネラルなどの栄養素不足は、筋肉疲労を招きます。1日の終わりには筋肉疲労が蓄積していますが、加齢により代謝が悪くなると疲労回復が遅れるため、特に睡眠時のこむら返りの原因となります。

③動脈硬化

中高年は動脈硬化を起こしているケースが少なくありません。これにより血流が悪化すると、こむら返りを招きます。

④病気や薬の影響

高齢になると増える生活習慣病や腰椎（背骨の腰の部分）の病気が原因になることがあります。一般に高齢者は薬の服用機会が多く、これも原因となることがあります。

Q16 こむら返りが頻発するのは、年のせいでしかたがないでしょうか？

足がつった経験のある人は年齢が高くなるにつれて多くなり、頻度も高まります。65歳以上の人の6割以上がこむら返りを経験しているという報告もあります。ただ、逆をいえば、年を取ってもこむら返りを起こさない人が少なからずいるわけですから、決してあきらめる必要はありません。

高齢者のこむら返りは筋肉量の減少からくる血流の悪化や筋肉疲労の蓄積、動脈硬化、病気や薬の影響などの要因が複合的にからみ合って起こると考えられます（35ページ参照）。中でも高血圧症、糖尿病などの生活習慣病や、腰椎（背骨の腰の部分）の病気（腰部脊柱管狭窄症や腰椎椎間板ヘルニアなど）があれば、まずはその治療を積極的に行いましょう。病気が改善することで、こむら返りも治まることが期待できます。病気の治療薬が原因であれば、違う薬に替えることも可能です。

軽い運動やストレッチで筋肉量を増やし、血流をよくすることも大切です。運動習慣は原因疾患（症状のもとになっている病気）の改善にもいい効果をもたらします。

Q17 睡眠中によく起こるのはなぜですか？

睡眠中にこむら返りがよく起こる要因には、次のようなものがあります。ただし、1つだけで起こるのではなく、複数の要因が重なることが原因と考えられます。

①筋紡錘（ぼうすい）・腱（けん）紡錘の働きが低下する（筋紡錘・腱紡錘の働きについては29ジペー参照）

就寝中は誰でも、「筋肉の伸びすぎ・縮みすぎ防止」を担うセンサーである筋紡錘や腱紡錘の働きが低下します。そこへほかの要因が加わることで、こむら返りを起こしやすくなります。

②筋肉疲労の蓄積

高齢者や運動習慣のない人は筋肉量が少ないので筋肉が疲れやすく、回復も遅いため、疲労が蓄積しがちです。日中に特に運動をしなくても、仕事や家事、散歩、買い物など、日常生活で体を動かすことによって蓄積した筋肉の疲れが回復しないまま就寝すると、朝方、ふくらはぎの筋肉がちょっとしたきっかけで縮むだけで、筋紡錘・腱紡錘が誤作動を起こしやすくなるのです。

③脱水

眠っている間にも、体からは汗や呼吸によって500～600ミリリットルの水分が失われています。朝方は軽い脱水状態になっているため、血流が悪くなり、ミネラルバランスがくずれて、こむら返りを起こしやすくなります。特に高齢者は夜中にトイレに起きるのを防ごうと水分を控えたり、のどの渇きを感じにくくなっていたりすることが原因で水分不足に陥りがちなので、注意が必要です。

④足の冷え

睡眠中は活動量が減少することに加え、寝返りによる布団からのはみ出し、朝方の気温の低下などから、足が冷えがちです。足が冷えると血流が悪くなり、こむら返りを起こす要因となります。

⑤爪先が伸びる（尖足位）

あおむけに寝たときは、かかとが支点となって爪先が伸びた状態（尖足位）になりやすくなります。爪先が伸びるとふくらはぎの筋肉が少し収縮し、腱が伸びた状態になります。この状態で何かの拍子にふくらはぎの筋肉がもう少し収縮したときに腱紡錘がうまく働かないと、筋肉の収縮を止めることができず、こむら返りにつながります。

就寝中の尖足位

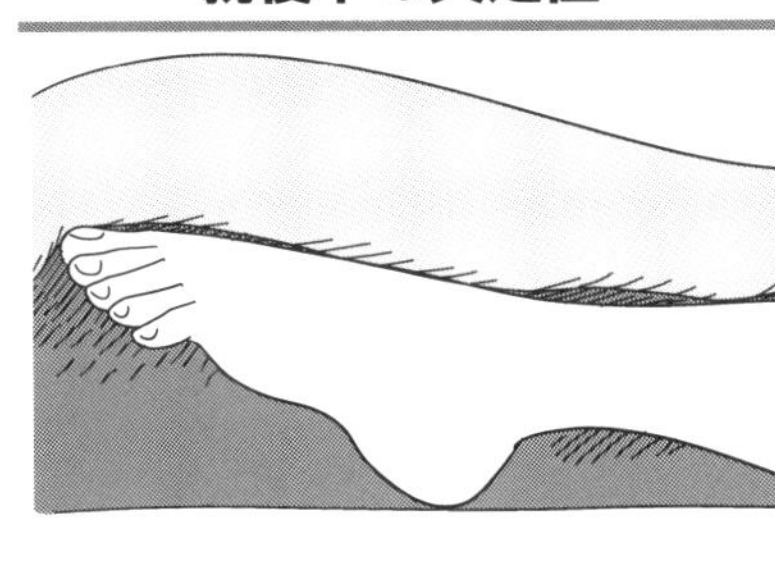

Q18 運動中や運動後によく起こるのはなぜですか？

ランニングやテニス、サッカー、水泳などの運動を持続して行うと、汗とともにミネラル（電解質）[*]が失われます。中でもカルシウムとマグネシウムは筋肉の収縮・弛緩のために互いに助け合いながら働きますが、**マグネシウム**のほうが汗によって失われやすいため発汗によってバランスがくずれがちで、筋肉のつりの原因となります。

水泳は汗をかかないイメージがありますが、全身運動なので想像以上に汗をかきます。ほかのスポーツ同様、**発汗**によるミネラルバランスのくずれには要注意です。さらに、水に入ることによる**冷え**にも注意が必要です。筋肉が冷えると血流が滞り、電解質が運ばれにくくなって筋肉がつりやすくなるからです。

また、運動で筋肉の収縮をくり返すと、カルシウムが大量に消費されて**筋肉疲労**を招きます。筋肉疲労も、運動中や運動後の筋けいれんの一因です。筋肉が疲労すると、筋肉の伸びすぎ・縮みすぎのセンサーである筋紡錘・腱紡錘が過敏となり、誤作動を起こしやすくなるからです。ちょっとした筋肉の動きにセンサーが過剰に反応してしまい、結果として筋肉がつってしまうのです。

＊トライアスリートの67%、マラソン、持久力サイクリストで18〜70%がトレーニングやレース後に筋けいれんを経験しているという調査報告がある。

第3章

こむら返りの原因についての疑問9

Q19 こむら返りの原因は、どんなことが考えられますか？

こむら返りがなぜ起こるかというメカニズムの全容は、完全には解明されていません。現在のところ、「筋肉を監視するセンサーの誤作動」と、「電解質異常（ミネラルバランスのくずれ）」の2つが主な原因と考えられています。

ただ、根本原因は必ずしも1つではないと考えたほうが妥当です。水分不足、血流不足や冷え、筋肉疲労、筋肉量・代謝量の減少、薬の副作用、糖尿病・腎臓病などの病気といった条件がいくつか重なり、相互に関係し合って以下の2つが誘発され、こむら返りという症状になって現れると考えられます。

①筋肉を監視するセンサーの誤作動

筋肉の伸びすぎや縮みすぎは、筋肉の中にある筋紡錘、腱と筋肉の境目にある腱紡錘というセンサーによって監視されています（29ページ参照）。

腱紡錘は、「筋肉が伸びて腱が縮んだ」ときも「筋肉が縮んで腱が伸びた」ときにも働きます。これに対し筋紡錘は、「筋肉の伸び」は監視しますが、縮んだときは働

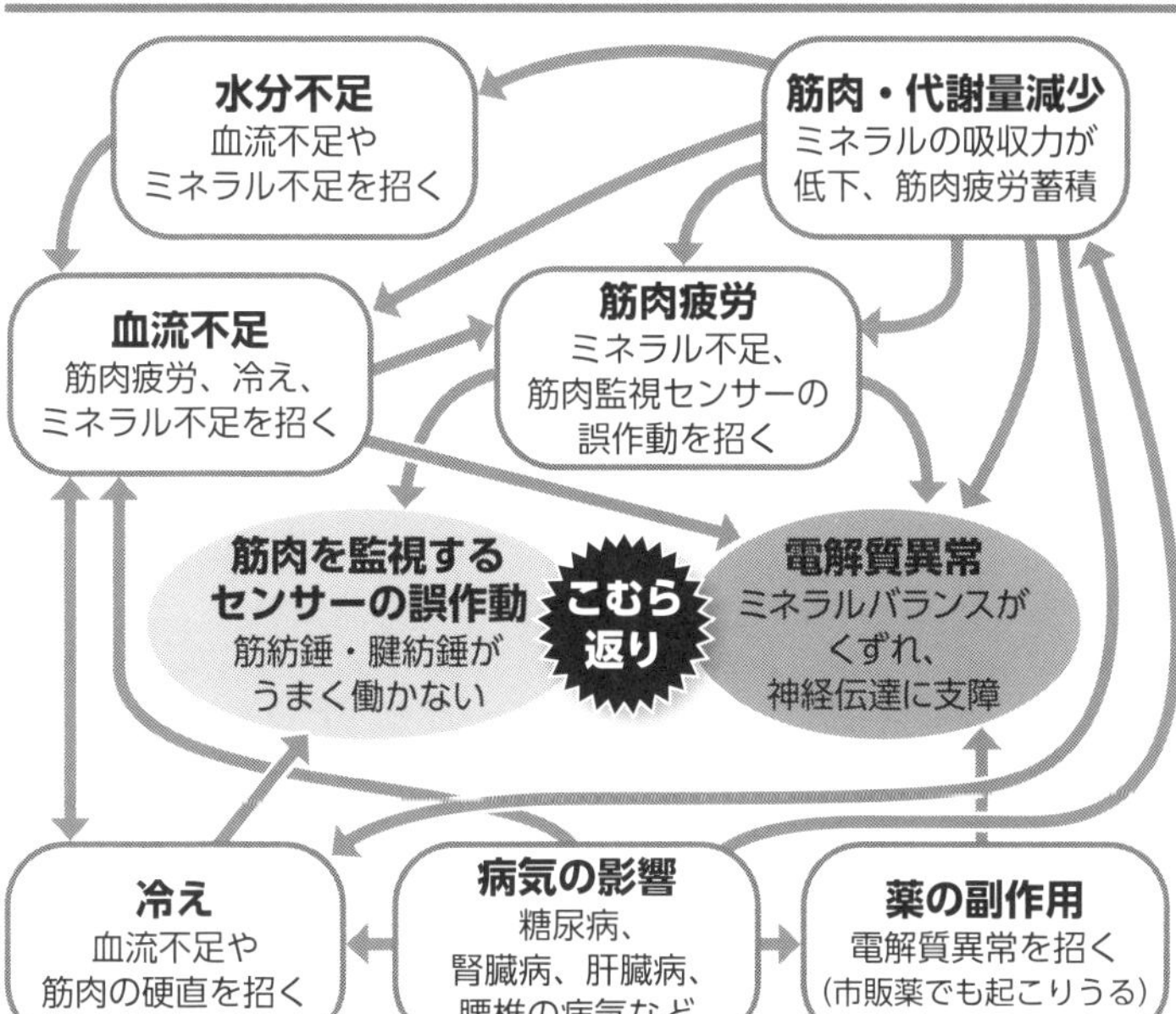

きません。つまり、何かのきっかけで筋肉が異常に縮んだときの頼みの綱は、腱紡錘のみです。このとき、腱紡錘が誤作動を起こすと、筋肉が縮むのを止めるしくみが働かなくなり、こむら返りが起こってしまうのです。

②電解質異常（ミネラルバランスのくずれ）

体内でナトリウム、マグネシウム、カルシウム、カリウムなどの電解質（ミネラル）のバランスがくずれると、神経の情報伝達がうまくいかなくなって筋肉の収縮に歯止めが効かなくなり、こむら返りとなります（33ページ参照）。

Q20 こむら返りは誰にでも起こりうるものですか？ 放置していても心配ないですか？

高齢者はこむら返りを起こしやすく、65歳以上では実に6割の人が経験者であるという調査報告があります。ただ、スポーツでたくさん汗をかいたり、長距離を歩いて足の筋肉が疲れたりすれば、老若男女、誰にでもこむら返りが起こりうるといえます。例えば暑い季節は、体を動かさなくても汗をかくため、誰でもこむら返りの起こりやすい季節です。

こむら返りがまれに起こる程度なら、特に心配はありません。適量のミネラル摂取や水分補給に注意し、疲労回復に努めれば、再発することはほとんどないでしょう。ただし、毎日のようにこむら返りが起こる場合や、足以外の筋肉がよくつる場合などは、なんらかの病気が原因となっていることも心配されます。**糖尿病や腎臓（じんぞう）・肝臓の病気、脳・心臓の病気など、重大な病気が隠れている可能性もある**ので、頻繁にこむら返りが起こったり、生活に支障をきたすほど強い症状だったりする場合は、早めに受診することをおすすめします。

Q21 こむら返りがどのくらいの頻度で起こったら病気を疑うべきですか？

一般に、年齢が高くなるほどこむら返りが起こる頻度は上がりますが、毎晩のようにこむら返りが起こって眠れなかったり、1週間に1回以上のペースでこむら返りが起こりそれが長期間続いていたりする場合は、なんらかの病気が原因になっている可能性があります。

病気が原因でこむら返りが頻発する場合は、つる場所が足以外であったり、腰痛や筋力低下、手足のしびれ、むくみ、めまいなど、筋肉のつり以外のほかの自覚症状があったりすることが少なくありません。ミネラルバランスや水分の摂取量に注意し、マッサージや保温などのセルフケアをしているにもかかわらずこむら返りが頻発したり、ほかにも50ページの表にあげたような気になる症状があるときは、我慢せず、早めに受診したほうがいいでしょう。

受診して特に病気が発見されなくても、こむら返りを引き起こしている要因を探ることが、つらい症状を和らげて再発を防ぐことにつながります。

Q22 筋肉が頻繁につるのは、体の働きのどんな異常で起こるものですか？

一般的なこむら返りは筋肉の収縮・弛緩をコントロールする神経と筋肉にかかわるしくみ（筋紡錘・腱紡錘）の異常で起こります。同様に、病気が原因で神経・筋肉系に異常が起こると、筋肉が頻繁につる症状が現れることがあります。背骨の障害で神経が圧迫されて症状が現れる**脊髄系の病気**（腰部脊柱管狭窄症、腰椎椎間板ヘルニアなど）や、運動神経の細胞が変性していく**神経系の病気**（ＡＬＳなど）、遺伝子の変異から筋肉に変性が起こる**筋肉系の病気**（筋強直性ジストロフィーなど）がその例です。

体内で起こる化学反応（代謝）がうまくいかなくなることでも、頻繁に筋肉がつる症状が現れる場合があります。**代謝系の病気**（糖尿病、腎臓・肝臓の機能障害など）や、血管がもろくなったりつまったりして障害が起こる**血管系の病気**（閉塞性動脈硬化症、狭心症など）、ホルモンを作る甲状腺や副甲状腺がうまく働かないために新陳代謝が低下してミネラルバランスがくずれる**甲状腺系の病気**がそれに当たります。

これらの病気については、次ページ以降でくわしく説明しています。

Q23 筋肉が頻繁につる場合、どんな病気が疑われますか？

筋肉が頻繁につる場合に疑われる病気には、次のようなものがあります。ただし、これらの病気で必ず筋肉がつるとはかぎりません。また、以下はあくまでも概要なので、気になる症状がある場合は、専門医を受診してください。

①代謝系の病気……糖尿病、腎機能障害、肝機能障害

これらの病気になると血流が悪くなって電解質（ミネラル）が全身に行き渡りにくくなるため、筋肉のけいれんが起こりやすくなるのです。

特に、糖尿病の合併症である糖尿病神経障害になると、末梢神経が傷つくことから、手足の筋肉などのけいれんが頻繁に起こりやすくなります。

②脊髄系の病気……腰部脊柱管狭窄症、腰椎椎間板ヘルニア

腰椎（背骨の腰の部分）のズレや骨の変形、骨と骨の間の椎間板（軟骨）のヘルニア（本来の位置からはみ出ること）などによって神経が圧迫されると、坐骨神経（腰椎から下肢へ伸びている神経）に誤作動が起こり、頻繁にこむら返りを起こすことがあります。こむら返りのほかに腰痛もあるという人は、腰部脊柱管狭窄症や腰椎椎間板ヘルニアなど、腰椎の病気の疑いがあります。

③血管系の病気……閉塞性動脈硬化症、一過性脳虚血発作、脳梗塞、狭心症、心筋梗塞、下肢静脈瘤

下肢に動脈硬化が起こり血流が滞る閉塞性動脈硬化症（末梢動脈疾患）では、痛みから間欠性跛行を招くことが多く、進行すれば安静時にもこむら返りに似た足の痛みが発生します。

脳の血管が狭まったりつまったりすると、こむら返りのほかに、脳梗塞のような症状（手足のしびれやマヒ、言語・運動障害など）が一時的に現れて短時間で消える一過性脳虚血発作が起こることがあります。一過性脳虚血発作は脳梗塞の前ぶれといわれており、症状に気づいたら速やかに受診すべきです。また、動脈硬化による血流障害は、脳梗塞のほかにも、狭心症、心筋梗塞といった病気を招く恐れもあります。

このほか、下肢の静脈の血流が悪くなることで血管が腫れ、コブができる下肢静脈瘤でも、こむら返りをくり返すことがあります。

④甲状腺系の病気……甲状腺機能低下症、副甲状腺機能低下症

首の前方、のどぼとけの下あたりにある甲状腺という臓器の働きが低下すると、分泌されるされる甲状腺ホルモンが減り、その影響で新陳代謝が衰えて、こむら返りが起こりやすくなります。

甲状腺の裏側にある副甲状腺の機能が低下した場合は、カルシウムの代謝にかかわる副甲状腺ホルモンが減少します。そのため低カルシウム血症になることがあり、筋肉の収縮や神経の情報伝達に関係するミネラルバランスがくずれ、特に腕や手に、痛みを伴った筋肉のつりがしばしば起こります。

⑤神経・筋肉系……運動ニューロン疾患（ALSなど）、筋疾患（筋強直性ジストロフィーなど）、多発神経炎

まれな病気ですが、筋肉を動かす神経細胞（運動ニューロン）が障害され脳からの指令が伝わらなくなるALS（筋萎縮性側索硬化症）、全身の筋力低下・萎縮が起こる遺伝性疾患の筋強直性ジストロフィーといった難病でも、全身の筋肉のけいれんが見られます。

多発性神経炎は、全身の末梢神経（運動神経・知覚神経）に同時に機能不全が起こる病気です。運動神経に障害が起こった場合は筋力低下や筋肉萎縮、知覚神経の障害では両足の指先や足裏の違和感、しびれなどの症状が現れます。最も多い原因は糖尿病ですが、過度の飲酒が原因になることもあります。

筋肉のつりを引き起こす主な病気

	病気の種類	筋肉がつる以外の主な症状	主な診療科
代謝系	**糖尿病**	頻繁につる、のどの渇き、疲労感、多尿・頻尿、手足のしびれ	内科、糖尿病科 内分泌内科
	腎機能障害	のどの渇き、疲労感、むくみ、多尿・頻尿	腎臓内科
	肝機能障害	疲労感、食欲不振、むくみ、黄疸	消化器内科
脊髄系	**腰部脊柱管狭窄症**	間欠性跛行、腰痛、足腰のしびれ	整形外科
	腰椎椎間板ヘルニア	腰痛、電気の走るような足腰の痛みやしびれ、坐骨神経痛	
血管系	**閉塞性動脈硬化症**	間欠性跛行	循環器内科 末梢血管外科
	一過性脳虚血発作	手足のしびれ、めまい、ろれつが回らない、物が二重に見える、一時的に片目が見えなくなる	救命救急 脳神経外科
	脳梗塞	片方の手足のしびれ、足のもつれ、脱力、ろれつが回らない、言語障害、他人のいうことがわからない、物が見えにくい、物が二重に見える、片側の視野が欠ける、めまい、ふらつき	
	狭心症	胸の痛みや背中の痛み、のどの痛み、左肩から腕にかけてのしびれ・痛み	救命救急 循環器科 心臓血管外科 胸部外科
	心筋梗塞	胸の激痛、左胸からあご、左肩から腕にかけて広がる痛み（放散痛）	
	下肢静脈瘤	下肢の血管が浮き出る、下肢のだるさ・かゆみ・痛み・むくみ・湿疹・潰瘍	血管外科 末梢血管外科
甲状腺系	**甲状腺機能低下症**	全身の倦怠感、食欲低下、皮膚の乾燥、顔のむくみ、脱毛	耳鼻咽喉科 甲状腺科 代謝内分泌内科 内科
	副甲状腺機能低下症	低カルシウム血症、痛みを伴う上肢のけいれん、全身の倦怠感、食欲低下、皮膚の乾燥、顔のむくみ、脱毛	
神経・筋肉系	**運動ニューロン疾患（ALS など）**	筋肉がやせる、舌や手足の筋肉の細かいふるえ、手指の振せん	神経内科
	筋疾患（筋強直性ジストロフィーなど）	筋力低下（ミオトニア）、萎縮、認知症状、性格変化、白内障、不整脈、呼吸障害、脂質異常症、前頭部脱毛、良性・悪性腫瘍、糖尿病、高次脳機能障害	
	多発神経炎	手足のしびれ、歩行困難	

Q24 こむら返りが重大な病気のサインとして起こることはありますか？

特に注意すべきなのは、動脈硬化による虚血（血流が滞って酸素や栄養が行き渡らない状態）が原因で起こる狭心症、心筋梗塞、脳梗塞です。

狭心症とは、心臓の血管の内側に悪玉（ＬＤＬ）コレステロールが入り込むことで血管が狭まり、血流が悪くなる病気です。こむら返りが頻発するほか、心臓の筋肉が酸素不足となり、胸部に圧迫感や痛みが起こります。狭まった血管に血栓（血液の塊）がつまるなどして完全に閉塞すると心筋梗塞となり、心筋細胞が壊死（部分的に死ぬこと）してしまい、症状が長く続いたり、心不全から死に至ることもあります。

脳梗塞は血流障害が脳で起こるもので、こむら返りが頻繁に現れることがあります。脳梗塞には、脳の細い血管（穿通枝動脈）がつまる「ラクナ梗塞」、血栓ができてつまる「アテローム血栓性脳梗塞」、心臓などでできた血栓が脳に運ばれてつまる「心原性脳塞栓症」の３タイプがあり、脳の部位によっては生命に危険が及び、命が助かっても半身マヒや言語障害、認知症などの重い後遺症が残ることがあります。

Q25 降圧薬を飲んでいるのですが、こむら返りを招くことはありますか？

降圧薬の種類によっては電解質異常を起こし、こむら返りを招くことがあります。

血液中でのカルシウムの働きを抑えることで血管壁の筋肉（平滑筋）をゆるめて拡張し、血圧を下げる作用のあるカルシウム拮抗薬は、同時に骨格筋（手足などの骨格を動かす筋肉）や神経でのカルシウムの働きも抑えてしまいます。そのため、筋肉や神経でのミネラルバランスがくずれ、こむら返りが起こりやすくなります。

β遮断薬という降圧薬は、過剰な心臓の働きを抑え、心臓から送り出される血液量を減らすことで血圧を下げる薬です。血液の量が減ることで、筋肉に電解質が十分に行き渡らなくなり、こむら返りを招くことがあります。

降圧薬を服用していてこむら返りがしばしば起こるようなら、自己判断で服用を中断せずに、まずは薬を処方した医師に相談しましょう。カルシウム拮抗薬やβ遮断薬とは異なるしくみで血圧を下げる薬に替えたり、量を調節することで、こむら返りが起こりにくくなる可能性があります。

Q26 ほかにも、こむら返りを招きやすい薬はありますか？

脂質異常症の治療に用いられるHMG-CoA還元酵素阻害薬[*]やフィブラート系薬では、頻度はまれですが、副作用として横紋筋融解症（筋肉の細胞に融解・壊死が起こり筋肉の成分が血液中に流出する病気）が報告されており、筋肉の痛みやこわばりが起こることがあります。

高血圧のほか、心不全、腎不全などでも処方されることが多い利尿薬のうち、ループ利尿薬、サイアザイド系利尿薬という種類の薬は、尿が排泄されるとともに電解質も排出されてしまうため、こむら返りを招きやすくなります。

気管支を広げ、ぜんそくの症状を和らげる作用のあるテオフィリンという薬も、副作用としてこむら返りが現れます。

このほか、抗がん薬の中には末梢神経障害を起こすものがあり、神経の情報伝達がうまくいかなくなることが原因で、しびれや筋肉痛、こむら返りが起こるものがあります。

＊3-hydroxy-3-methylglutaryl-coenzyme A（3-ヒドロキシ-3-メチルグルタリルコエンザイムエー）の略

Q27 漢方薬が原因でこむら返りが起こると聞きました。くわしく教えてください。

漢方薬に用いられる生薬（天然に存在する薬効を持つ動植物など）のうち、抗炎症作用のある甘草は、多くの漢方薬に配合されています。甘草にはカリウムの細胞外への流出を促す作用があり、これによって筋肉を弛緩させる作用があるため、こむら返りに効果のある芍薬甘草湯にも配合されています。

しかし、甘草も薬である以上は副作用があり、体内のカリウムが不足して高血圧や*低カリウム血症を招くことがあります。また、筋肉痛やこむら返りも起こることがありますが、大量に長期連用しない限りは、それほど頻度は高くありません。

甘草は食品添加物（甘味料）として加工食品やサプリメントにも用いられます。通常、食品に含まれる量はそれほど多くはありませんが、甘草配合の漢方薬（芍薬甘草湯、葛根湯、甘草湯、麻黄湯、柴苓湯など）を服用している場合は、食品などとの合計で摂取量が過剰になることも考えられます。甘草配合の漢方薬を服用していてこむら返りなどの症状が現れたら、必ず主治医に相談してください。

＊血液中のカリウム濃度が非常に低い状態

第4章

こむら返りの診察・検査・治療についての疑問4

Q28 こむら返りが心配になったら何科を受診すればいいですか？

こむら返りの診療を専門にしている病医院はほとんどありません。水分補給やマッサージ、ストレッチなどのセルフケアを行っても効果がなければ、まずはかかりつけ医に相談してください。高血圧や脂質異常症の治療のために処方されている薬が影響していたり、糖尿病や腎臓病、肝臓病、腰部脊柱管狭窄症などの持病が原因になっていたりする可能性もあるからです。妊娠中にもこむら返りが起こりやすいので、妊婦さんは**産婦人科**で相談しましょう。

かかりつけ医がいない場合は、ふくらはぎやすねに症状が出ているなら、最初は**整形外科**を受診するといいでしょう。

あるいは、一般内科、循環器内科、神経内科、脳神経外科、ペインクリニックで相談することもできます。例えば、足が冷え、むくみがちで痛みがあり、足の血流に問題があるという自覚がある場合は、循環器内科で血流の状態を調べてもらうようにします。血流の悪さから足に酸素や栄養が行き届かず、こむら返りが起こることがあるからです。

こむら返りには神経の伝達が関係するため、めまいなどの症状を伴う場合は、神経内科で脳や神経の検査をしてもらいましょう。とにかく痛みを取りたいという場合は、痛みの治療に特化したペインクリニック（麻酔科）も選択肢の一つです。

こむら返りのほかにも気になる症状があるときは、50ページの表を参考に、症状に合う診療科を探しましょう。

症状が強く、痛みが長く残ったり、あるいは何度もくり返したりしているときは特に、早い段階でいずれかの医療機関の受診をおすすめします。自分では気づいていない病気の一症状としてこむら返りが現れている可能性があり、また、今は病気でなくても、病気の前兆として起こっているかもしれないからです。たとえその医療機関の診療科の範囲内でなくても、相談すれば、どこを受診すればいいかアドバイスしてもらうことができます。

受診のさいは、薬の影響も考えられるので、**お薬手帳**があれば持参します。これまでに受けた健康診断や血液検査などの**各種検査の結果**は診断の参考になるので、もしあれば持っていくようにしてください。

Q29

こむら返りを訴えて受診すると、診察はどう進みますか？

問診で伝える項目（例）

●症状が現れる部位

ふくらはぎ、すねなどの部位とともに、片側・両側の区別や痛みの程度など

●時間的な経過・頻度

いつごろから症状が続いているか、頻度はどれくらいか（1週間に何回など）

●症状が現れる時間帯や場面

夜、明け方、帰宅後、運動後など、症状が現れやすい時間帯や場面

●持病・服用している薬など

お薬手帳があれば持参。市販薬やサプリメントを飲んでいる場合はその種類など

●その他

喫煙・飲酒などの生活習慣や病歴、アレルギーなどがあれば伝える。健康診断の結果表があれば持参する

症状についての問診の後、視診・触診や、実際に体を動かすなどの診察が行われます。症状によってはそこで薬が処方され、しばらくようすを見ることもあります。

問診では、診察がスムーズに進むよう、医師に伝えることを整理して、要点をメモにまとめておきましょう。

まず、いつごろから症状が現れ、どれくらいの期間続いているか、起こる頻度や時間帯、場面などについて伝えましょう。さらに、ひと言でこむら返りといっても、つる場所はふくらはぎの外側か、内側か、片足

か、両足かなど、人によってさまざまです。ふくらはぎではなく、すねやお尻に症状の出る人もいます。症状が現れる部位も診断の手がかりになるので、きちんと伝えましょう。アレルギーの有無、持病、服用している薬も重要な情報です。お薬手帳があれば持参し、市販薬、サプリメントを飲んでいる場合も忘れずに伝えます。直近の健康診断の結果表も参考になることがあります。

症状が長く続いていて痛みが強いケースや、問診などでほかの病気が疑われるときは、各種の検査をします。例えば、腰部脊柱管狭窄症や腰椎椎間板ヘルニアといった腰椎の病気が疑われる場合は、実際に体を動かして調べる運動検査も行います。糖尿病や腎機能・肝機能障害などの代謝系の病気、甲状腺系の病気（甲状腺機能低下症・副甲状腺機能低下症）が疑われる場合は、血液検査で調べます。

さらにくわしく調べる必要があるときは、レントゲン（X線）検査、CT（コンピュータ断層撮影）検査、MRI（磁気共鳴断層撮影）検査、PET（陽電子放出断層撮影）検査、超音波（エコー）検査など、各種画像検査が行われます。

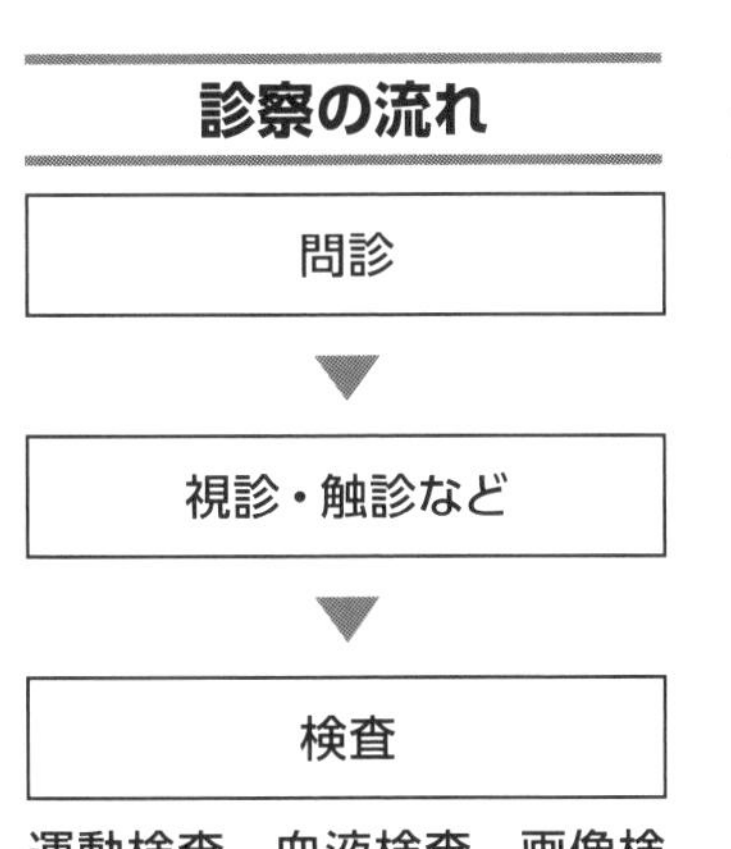

Q30 こむら返りの治療はどのように行われますか?

こむら返りの急な痛みに対する対症療法として、まず、薬物療法が行われます。

こむら返りの第一選択薬は芍薬甘草湯という漢方薬です。「芍薬」と「甘草」という生薬（天然に存在する薬効を持つ動植物など）が配合されている薬で、鎮痛・抗炎症・抗けいれん作用があり、こむら返りに素早く優れた効果を現す特効薬として知られています。

ただし、芍薬甘草湯の服用によって副作用として偽アルドステロン症という症状が現れ、血圧が上昇することがあるので、長期の連用には適しません（「偽アルドステロン症」についてのくわしい説明は65ページ参照）。

芍薬甘草湯のほかには、西洋薬の鎮痛薬の内服薬や、消炎鎮痛薬の外用薬（インドメタシン、フェルビナク、フェンタニルなどの貼り薬、塗り薬）で痛みを鎮めることもあります。

症状に応じて、血流を改善する薬（リマプロスト アルファデクス、シロスタゾールなど）や、筋肉の緊張をほぐす筋弛緩薬（エペリゾン塩酸塩など）、末梢性筋弛緩薬（ダントロレンナトリウムなど）、精神安定薬（ジアゼパムなど）、筋肉のけいれんを鎮める抗てんかん薬（カルバマゼピンなど）、神経の伝達をスムーズにするビタミン薬といった内服薬が処方されることもあります。

こむら返りの薬物療法に用いられる薬については、第5章でくわしく説明しているので、参考にしてください。

内服薬や外用薬を用いても効かないか、効きめが長続きせず、たびたびこむら返りが起こって生活に支障をきたしている場合は、神経根や神経周辺に麻酔薬などを注射する神経ブロック治療を行うこともあります。くわしくは次ページで説明します。

薬物療法などと並行して、こむら返りが起こったときの対処法、こむら返り予防のための運動、生活の指導も行います。こむら返りには水分不足やミネラルバランスのくずれ、運動不足による筋肉量の減少、血流不足などが複合的に関係していることが多く、薬剤による対症療法だけでは再発することもあります。そこで、ストレッチやマッサージの方法、就寝時によく起こる場合は寝具や寝方の工夫、また、運動不足を解消するためのウォーキングや体操などのやり方、禁煙・禁酒や食生活の指導を行い、トータルでこむら返りの治療を進めていくことになります。

Q31 こむら返りが注射の治療でよくなると聞きました。どんな治療ですか？

薬やセルフケアで効果がなく、痛みで日常生活に支障があるときは、神経や神経の近くに局所麻酔薬などを注射して痛みの信号が脳へ伝わるのを一時的に止める「神経ブロック」という治療が検討されます。特に腰部脊柱管狭窄症や腰椎椎間板ヘルニアの患者さんに有効で、速効性があり副作用も少ないというメリットがあります。つるほうの足の親指と人さし指の間（深腓骨神経の末梢部）に注射する「深腓骨神経ブロック」のほか、腰椎（背骨の腰の部分）の病気が原因の場合は腰椎の神経根*1や硬膜外*2への神経ブロックも行います。トリガーポイント*3に薬を注射することもあります。

神経ブロック

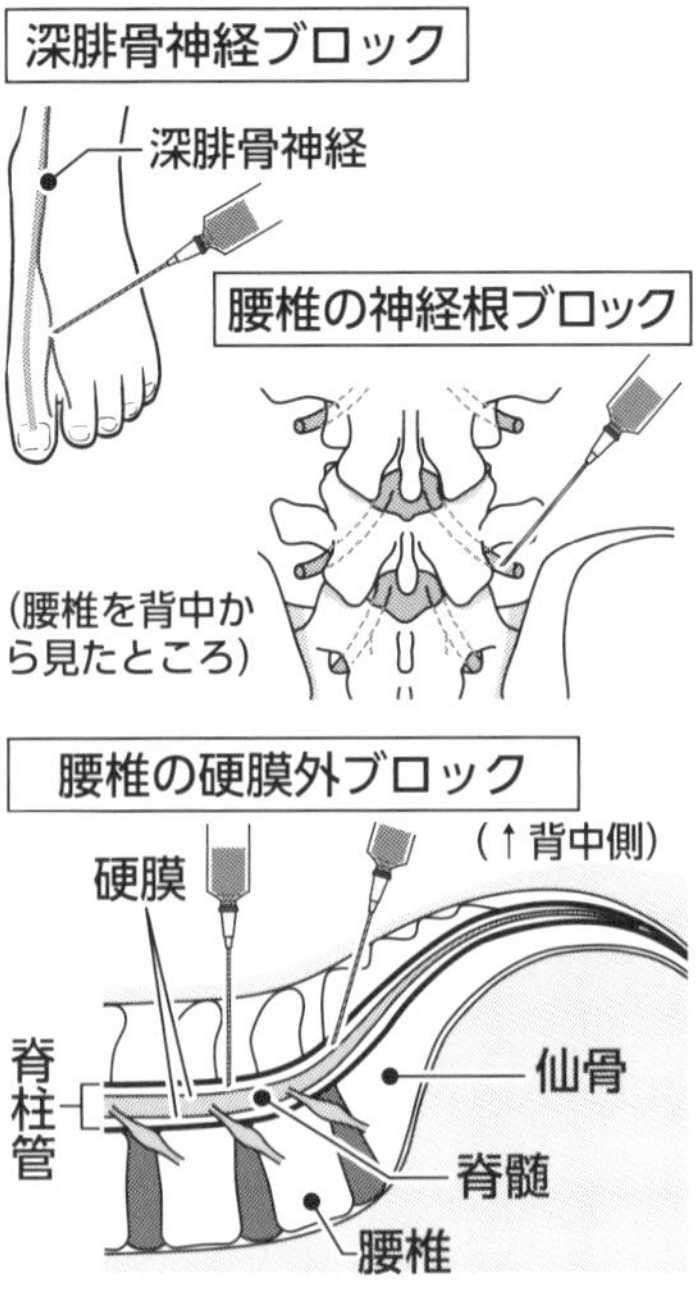

*1 神経根：脊髄から左右に枝分かれする神経。*2 硬膜外：脊髄を包む硬膜と脊柱管の間の空間のこと。*3 筋肉や筋膜が硬くなり痛みを発している部分。

第5章

こむら返りの薬についての疑問14

Q32

漢方薬の「芍薬甘草湯」が有名ですが、どのように服用すればいいですか？

芍薬甘草湯は「芍薬」と「甘草」という生薬（天然に存在する薬効を持つ動植物など）からなる、急性の痛みに用いられる漢方薬です。横紋筋（骨格筋と心臓の筋肉）と平滑筋（心臓以外の内臓、血管などの筋肉）の両方の筋肉をゆるめる働きが知られ、手足などの筋肉のけいれんを鎮めると同時に、血管を広げて血流を増やすことで痛みを和らげ、こむら返りに顕著な効果をもたらします。服用のしかたは以下のとおりです。

①症状が出たときに服用する（頓服）

こむら返りが起こったときに服用すれば、数分で効果が現れてきます。就寝中のこむら返りが心配な人は、枕もとに置いておくと安心です。ハイキングなどで長く歩くときは携行してもいいでしょう。通常はエキスを粉や顆粒にした分包を水やぬるま湯で服用しますが、頓服するときは、水なしでなめても速効性が期待できます。

②あらかじめ服用しておく

効果が数時間続くとされているので、足が疲れた日など「今夜はこむら返りが起こりそうだ」というときは、就寝前に服用しておくと予防効果が期待できます。スポーツ時などにこむら返りを起こしがちな人は、事前に飲んでおくのもいいでしょう。

③長期連用・大量に服用しない

漢方薬だからといって副作用がないわけではありません。こむら返りが頻発するからといって1日に何包も飲んだり、予防のために何ヵ月も続けて飲んだりしてはいけません。漫然と長期連用すると、副作用で**偽アルドステロン症**を発症する場合があります。これは、甘草に含まれるグリチルリチンという成分の作用で、アルドステロンというホルモンの過剰分泌で起こるアルドステロン症と似た症状（低カリウム血症や高血圧、むくみなど）が現れるものです。特に、高血圧症や腎臓病の人、妊娠中または妊娠の可能性のある人は、市販薬でも服用前に医師に相談する必要があります。

また、重い副作用として横紋筋融解症（筋肉の細胞に融解・壊死が起こり筋肉の成分が血液中に流出する病気）を招く可能性もあります。筋肉の成分（ミオグロビン）が血液中に流出し、腎臓にダメージを与え、急性腎不全を引き起こすこともある病気です。芍薬甘草湯を服用中に、万一、手足や肩、腰などの筋肉痛、しびれ、脱力感、こわばり、むくみや、全身の重だるさのほか、尿の色が赤褐色になるなどの異変に気づいたら、直ちに服用を中止し、医療機関を受診してください。

Q33 外用薬の「インドメタシン」はどのくらい効きますか？

インドメタシンは非ステロイド性消炎鎮痛薬（NSAIDs（エヌセイズ）＊）の一種です。こむら返りに対しては外用薬として用いられ、皮膚から浸透し、炎症の原因物質であるプロスタグランジンの生成を防ぎ、血流をよくすることで痛みを鎮めます。医師が処方する処方薬のほか、軟膏（なんこう）やクリーム、ローション、貼（は）り薬などの市販薬もあります。

副作用の比較的少ない薬ですが、副作用がないわけではありません。皮膚から浸透した薬効成分が、微量ながら血液とともに全身に行き渡り、過敏症状が現れることがあります。過敏症状にはぜんそく型とじんましん型があります。

ぜんそく型過敏症状として、ぜんそくの患者さんの中には、強い発作を起こす人がいるので注意が必要です。じんましん型では、じんましんのほかに血管性浮腫（ふしゅ）（まぶたや唇の腫（は）れ）が現れることがあります。ぜんそくの人やアレルギーのある人は必ず医師に相談してから使用してください。また、妊娠中・妊娠の可能性のある人も大量・長期連用で胎児に影響が出る心配があるので、医師に相談してください。

＊NSAIDs: Non-Steroidal Anti-Inflammatory Drugs（非ステロイド性消炎鎮痛薬）

Q34 「フェルビナク」という外用薬はどんな薬ですか？

フェルビナクは非ステロイド性消炎鎮痛薬（NSAIDs）の一種で、こむら返りに対しては外用薬として用いられます。皮膚から浸透してシクロオキシゲナーゼという酵素に働きかけ、炎症の原因物質プロスタグランジンの生成を防ぎ、痛みを鎮める作用があります。医師による処方薬のほか、軟膏や貼り薬などの市販薬もあります。

副作用の比較的少ない薬ですが、インドメタシンなどと同様に、皮膚から浸透した薬効成分のうち微量が血液とともに全身に行き渡り、強いぜんそくの発作やじんましんなどの過敏症状を招くことがあります。ぜんそくの人やアレルギーのある人は必ず医師に相談しましょう。妊娠中・妊娠の可能性のある人も同様です。

塗り薬は通常、1日1～数回、適量を患部にすり込みます。貼り薬は1日1～2回貼り替えますが、人によっては皮膚炎（かぶれ）を起こすこともあります。パップ剤やテープを貼ることによる蒸れ、すれ、はがすときについた傷などが原因のかぶれは貼り薬全般で起こり得ますが、NSAIDsによるアレルギー性接触皮膚炎の可能性もあります。もしもかぶれの症状が出たら、念のため医師に相談しましょう。

Q35 外用薬の「フェンタニル」を使うときの注意点はありますか？

フェンタニルは強い鎮痛作用のあるオピオイド系鎮痛薬です。
オピオイドは中枢神経（脳や脊髄）に作用して鎮静・鎮痛作用を現す物質の総称で、医療用麻薬（依存性があり国によって規制を受ける薬）として扱われるものと、比較的依存性が低く、麻薬としては扱われないものの2種類があります。麻薬として扱われるオピオイド薬で有名なモルヒネは、がんなどの強い痛みに対して用いられます。

フェンタニルも医療用麻薬のオピオイド系鎮痛薬で、こむら返りにも処方されることがあります。モルヒネよりも強い鎮痛作用があり、通常の鎮痛薬では十分効果がない場合、慢性的な痛みがある場合などに用いられます。主に貼り薬として処方され、皮膚からゆっくりと吸収され、1～3日程度は効きめが持続します。医師の診断に基づいて処方されていれば特に問題はありませんが、万が一強い副作用の症状（眠け・吐きけ・嘔吐・動悸・高血圧・低血圧・頻脈・めまい・不眠など）が現れた場合は、直ちに医師に報告してください。

Q36 「リマプロスト」という内服薬を処方されました。どんな薬ですか？

リマプロスト（プロスタグランジンE1誘導体製剤）は、「プロスタグランジン」という物質を用いた薬です。

プロスタグランジンには血管壁の筋肉をゆるめて血管を広げる作用や、血液中の血小板を互いにくっつきにくくして血栓（血液の塊）ができるのを防ぎ血流をよくする作用があります。このことから、当初は血管を広げることで動脈硬化を改善したり、末梢血管の血流をよくして閉塞性動脈硬化症（末梢動脈疾患。第13章参照）の下肢の痛みや間欠性跛行（こま切れにしか歩けなくなる症状）を改善したりする薬として用いられていました。

しかし、神経にも血管が通っているので、血流がよくなれば坐骨神経痛などの神経痛も和らぎます。そのため、現在は、腰椎（背骨の腰の部分）で脊柱管という神経の通り道が狭まることで起こる**腰部脊柱管狭窄症**にも効果が認められて、リマプロストが処方されるようになっています。

腰部脊柱管狭窄症では、狭くなった脊柱管に腰椎の神経が締めつけられることで下肢のしびれや痛みが生じます。リマプロストは神経周辺の毛細血管を広げ、血流を増やすことで神経の働きを回復する効果があり、これによりしびれや痛みが緩和されるのです。

締めつけられる神経によって、腰部脊柱管狭窄症は、神経根型、馬尾型、およびこれらの混合型に分けられます（くわしくは第10章参照）。いずれのタイプでも間欠性跛行が見られます。病状が軽度～中等度であれば、リマプロストの服用により間欠性跛行の改善にも効果が期待できます。

腰部脊柱管狭窄症で腰痛や下肢のしびれ、痛み、間欠性跛行などがあり、こむら返りに悩まされている人は、リマプロストを試してみてもいいでしょう。間欠性跛行が改善されて歩行がらくになれば、血流がよくなると同時に筋肉をつけることにもつながり、こむら返りの改善も期待できます。

副作用は比較的少ないですが、まれに下痢や腹痛、吐きけ、肝機能の障害、じんましんやかゆみのほか、血流がよくなるために出血しやすくなることがあります。また、妊娠中・妊娠の可能性のある人は服用できません。

Q37 内服薬の「シロスタゾール」の効きめはどうですか？

シロスタゾールは**抗血小板薬（PDE阻害薬）**です。血液中のホスホジエステラーゼ（PDE）という酵素の働きを抑え、血小板が互いにくっつきにくくして血栓（血液の塊）ができるのを防ぎます。同時に、血管を広げる作用もあり、血流を改善することができるため、**閉塞性動脈硬化症（末梢動脈疾患）**（第13章参照）が原因のこむら返りに処方されることがあります。

閉塞性動脈硬化症は、下肢の血管に動脈硬化による虚血（血流が滞って酸素や栄養が行き渡らない状態）が起こり、痛みやしびれ、冷え、間欠性跛行（こま切れにしか歩けなくなる症状）などの症状が現れる病気です。血流を改善することで症状も緩和されるため、シロスタゾールが用いられます。

ただし、服用により出血が起こりやすくなることがあるため、消化管など体のどこかで出血している人、心臓病の人、肝機能・腎機能障害のある人、生理中の人、妊娠中・妊娠の可能性のある人は服用をさけたほうがいいでしょう。

Q38 「ジアゼパム」という精神安定薬はなんのための薬ですか？

ジアゼパムはベンゾジアゼピン系の精神安定薬*（抗不安薬）で、脳の興奮などを抑えて不安・緊張・不眠などを改善する作用があります。

こむら返りに精神安定薬が処方されるのは意外かもしれませんが、ジアゼパムには興奮や緊張を和らげて自律神経（意志とは無関係に血管や内臓の働きを支配する神経）を安定させ、筋肉をゆるめたりけいれんを抑えたりする作用が期待されます。そのため、こむら返りにも効果が認められています。

就寝中にこむら返りが頻繁に起こって、「今夜も眠れないのでは」という不安を抱いている場合などに、芍薬甘草湯（しゃくやくかんぞうとう）とともに処方されることがあります。

ベンゾジアゼピン系の精神安定薬は、頭がぼんやりしたり、眠くなったりするほか、ふらつきやめまいといった副作用が現れることがあるので、注意が必要です。また、量を増やしたり、長期連用したりすると依存性が高まることもあるため、医師や薬剤師の指示を守って服用しましょう。

*商品名としてはセルシン、ホリゾン、デパス、リーゼ、メイラックスなどがある。

Q39 内服薬の「筋弛緩薬」は効きますか？

頻繁にこむら返りが起こると痛みで筋肉が緊張しがちになり、血流が悪くなります。するとさらに痛みが増し、また筋肉が収縮するという悪循環に陥ります。筋弛緩(しかん)薬は、筋肉の緊張を和らげることで血流を回復し、こむら返りに効果を現す薬です。

筋弛緩薬は、中枢(ちゅうすう)性筋弛緩薬と、末梢(まっしょう)性筋弛緩薬に分類されます。

①中枢性筋弛緩薬

中枢神経である脊髄(せきずい)に作用して反射を抑え、筋肉が緊張・収縮するのを防ぐ薬です。こむら返りに処方される中枢性筋弛緩薬としてはエペリゾン塩酸塩があり、筋弛緩薬の中では比較的作用が弱めで、副作用の少ない薬です。

血管を拡張して血流をよくする効果もあるため、特に、糖尿病の合併症である糖尿病神経障害から起こるこむら返りに効果が高いようです。ひどい肩こりや五十肩、手足のこわばり、緊張型の頭痛、脳血管障害や腰痛から起こる筋肉のこわばりにも効果があります。

副作用は少ないですが、眠けやふらつきなどが起こることがあります。服用時は車の運転などはさけるようにしましょう。また、妊娠中や授乳中の人も服用をさけたほうがいいでしょう。

②末梢性筋弛緩薬

末梢の筋肉や神経に直接働きかけ、筋肉の収縮にかかわるカルシウムの濃度を調整して筋肉の興奮・収縮を抑え、弛緩させる薬です。末梢性筋弛緩薬でこむら返りによく処方されるのは、**ダントロレンナトリウム**という薬です。特に、強いこむら返りに対して用いられます。

ダントロレンナトリウムは里吉病（全身こむら返り病）の症状を和らげる効果のある薬としても知られています。里吉病は全身の有痛性けいれん（こむら返り）、下痢（げり）、脱毛などの症状が現れる自己免疫疾患（しっかん）*の一種ですが、現在までに世界で数十例しかないまれな病気です。このほか、脳血管障害や外傷の後遺症として起こる筋肉の硬直にも用いられています。

主な副作用は眠け、ふらつき、倦怠（けんたい）感、集中力低下などです。心肺機能が低下している人、筋無力症状のある人、肝機能が低下している人は、筋弛緩作用により症状が悪化する恐れがあるため服用できません。また、妊娠中・授乳中の人もなるべく服用をさけたほうがいいでしょう。

＊免疫系が正常に機能せず、体が自分自身の組織を攻撃してしまう原因不明の病気。バセドウ病、関節リウマチなど。

Q40 「タウリン」という内服薬を処方されました。なんのためですか？

タウリンはアミノ酸に似た物質で、私たちの体の心臓・肺・肝臓・脳・骨髄(こつずい)などさまざまな臓器や組織に広く含まれ、生命の維持に不可欠な成分と考えられています。中でも筋肉には全体の約70％が含まれており、タウリンが不足すると筋肉がけいれんしやすくなり、こむら返りの原因となります。私たちはタウリンを体内で作り出すことができますが、それだけでは不足するので食品から補う必要があります。

特に不足しているときは、含有量の多いイカ、タコなどの魚介類を多くとったり、タウリン入りの栄養ドリンクを飲んだりしてもいいでしょう。ただ、肝機能が低下するとタウリンが作れないため、肝臓病や糖尿病などの病気が原因とはっきりしている場合は、医師がタウリンの内服薬を処方することがあります。

胎児や乳児は発育のために大量のタウリンを必要とするので、妊娠中や授乳中はタウリンが不足しがちです。妊婦や出産後の女性にこむら返りが頻発するのは、多くはタウリン不足のせいです。

Q41 内服薬の「レボカルニチン」は効きますか？

レボカルニチンは、体内の脂肪を燃焼してエネルギーに換えるために必要な、特殊なアミノ酸であるカルニチンを補うための薬です。カルニチンを補うことで脂肪の燃焼がスムーズに進み、**筋肉を動かすためのエネルギー量が十分になるため**、こむら返りを予防・改善することができます。

カルニチンが不足すると筋肉で十分にエネルギーを作ることができず、筋力が低下したり、筋肉痛やこむら返りが起こったりといった症状が現れます。さらに重い欠乏症になると肝臓、腎臓(じんぞう)、脳、心臓など重要な内臓に障害が起こり、脳症や心筋症、腎機能の低下から起こる貧血、低血糖による昏睡(こんすい)などが現れる可能性もあります。

カルニチンは食品から取り入れられるほか、肝臓と腎臓で合成されて脂肪の代謝などに利用され、腎臓で再吸収されて血中濃度が一定に保たれています。しかし、体内では大半が筋肉に貯蔵されており、筋肉量の少ない女性や高齢者は不足することがあります。また、肝臓病で食事制限をしている人、腎臓病で人工透析を行っている人も不足しがちで、それを補うために内服薬、あるいは注射薬が用いられます。

Q42 「ビタミンD3」という内服薬はどんな薬ですか？

ビタミンD3は、小腸でのカルシウム吸収を促進する薬で、一般にはカルシウムを増やし、骨密度を高めて、骨粗鬆症を治療する目的で処方されます。カルシウムは骨の形成を促すほかに、筋肉の収縮や神経の情報伝達にも関係しています。そのため、こむら返りにも処方されることがあるのです。

体内のカルシウムの99％は骨や歯にあり、それ以外の筋肉や神経、また、細胞の中に存在するカルシウムは1％に過ぎません。しかし、心臓の筋肉や骨格筋（手足などの骨格を動かす筋肉）の収縮作用を調整したり、脳や神経の情報伝達を助けるといった、重要な役割を果たしています。

ただし、カルシウムは多ければ多いほどいいわけではなく、血液中のカルシウムが過剰になると、全身にだるさを感じたり、慢性化した場合は尿路結石や腎機能の低下も招きます。そのため、ビタミンD3を服用するときは、血中カルシウム濃度を十分に管理する必要があります。長期にわたって服用する場合は、半年に一度は血液検査や尿検査でカルシウム濃度を測定し、薬の量を調整します。

Q43 「ビタミンB_1」という内服薬はどんな薬ですか？

ビタミンB_1は、米などの炭水化物を消化・分解して得たブドウ糖をエネルギーとして利用するさいに必要不可欠な栄養素です。欠乏すると炭水化物をうまく代謝（体内でさまざまな物質を合成・分解する働き）できなくなり、心臓や神経系（脳・末梢神経）の障害が起こります。こむら返りに対してビタミンB_1薬を補うのは、**筋肉の弛緩・収縮を脊髄に伝える末梢神経の伝達をよくすることが目的**です。欠乏症として最も有名なのは**脚気**です。症状は心不全と末梢神経障害で、体のだるさ、食欲不振、手足のむくみやしびれ、筋力の低下などが現れます。脚気の検査として有名な「膝蓋腱反射」*は、筋肉の急激な伸びを監視して脊髄に伝える筋紡錘の働きを調べるもので、脚気になると末梢神経の働きが悪くなるため反応が鈍くなります。

脚気はかつて米食が中心だった時代によく見られましたが、現代では減っています。ただ、炭水化物に偏った食事やアルコールの多量摂取でも（アルコール分解にビタミンB_1が使われるため）ビタミンB_1が不足がちになるので注意が必要です。

膝蓋腱反射

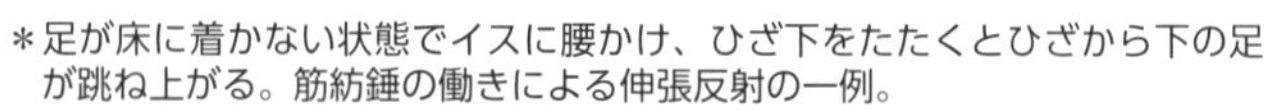
＊足が床に着かない状態でイスに腰かけ、ひざ下をたたくとひざから下の足が跳ね上がる。筋紡錘の働きによる伸張反射の一例。

Q44 「クエン酸」の内服薬にはどんな効果が期待できますか？

こむら返りに効く芍薬甘草湯は、副作用で偽アルドステロン症（低カリウム血症や高血圧、むくみなど）を発症することがあります（65ページ参照）。このような場合には、クエン酸カリウム・クエン酸ナトリウム水和物配合剤が処方されることがあります。

もともとは酸性に傾いた体液や尿をアルカリ性にして、高尿酸血症の尿路結石などを改善する薬ですが、体液の酸性化はこむら返りにも関係しています。人体には、酸性化した体液を本来の弱アルカリ性に戻そうとする働きがありますが、そのさい、カルシウムが使われます。すると、血液中のカルシウムが減少してミネラルバランスがくずれ、神経が誤作動を起こしやすくなり、こむら返りを招くことがあります。

クエン酸にはカルシウムなどのミネラルの吸収を高める作用や、疲労回復効果もあるので、こむら返りに有効と考えられています。

ただし、腎臓病でカリウムの排出機能に障害がある場合は、高カリウム血症や心不全の恐れがあるので、服用することはできません。

Q45 抗てんかん薬の「カルバマゼピン」を服用するときの注意点はありますか？

もともとはてんかんのけいれん発作や、双極性障害（躁うつ病）の躁状態・統合失調症の興奮状態を抑えたり、三叉神経痛（顔面に起こる神経痛）などの痛みを鎮めたりする目的で用いられる薬です。

脳内の神経の興奮を抑える作用があるため、強いこむら返りの症状に処方されることがあります。特に、糖尿病の合併症である**糖尿病神経障害から起こる足指や足裏のしびれ、痛みや、こむら返りによく処方**されます。糖尿病神経障害は、高血糖によって細い血管の血流が悪くなることや、神経細胞の中にソルビトールという物質が蓄積され、末梢神経の細胞が傷つくことによって起こります。そのため、ソルビトールの蓄積を抑制する**エパルレスタット**という薬が処方されることもあります。

カルバマゼピンは眠け・めまい・ふらつきなどのほかに、肝機能障害など、副作用も少なくありません。また、自己判断で急に断薬すると反動で重い発作を起こすことがあるので、医師や薬剤師の指導を守って正しく服用することが重要です。

第6章

こむら返りを防ぐ運動療法についての疑問8

Q46 よくこむら返りが起こるのですが、安静にしていたほうがいいですか？

筋肉疲労もこむら返りの原因になりますが、だからといって安静にしていると運動不足になり、筋肉がどんどん減少してしまいます。なるべく体を動かすよう心がけ、軽い運動をするだけでも、筋肉量を維持することは可能です。

特に中高年で運動習慣のない人は、下肢の筋肉が衰え、血流が滞りがちです。血流が悪いと酸素や電解質がうまく運ばれず、ミネラルバランスのくずれからこむら返りを招きます。「運動不足→筋肉量が減る→血流が悪くなる→こむら返りが起こる→運動不足」という悪循環に陥らないためにも、適度な運動で筋肉量を増やし、血流をスムーズにして、こむら返りを改善しましょう。

ただ、腰椎（背骨の腰の部分）で神経が圧迫されることで起こる腰部脊柱管狭窄症や腰椎椎間板ヘルニアの人は、腰痛などの症状が強いときには安静が必要です。薬物療法などで痛みが治まったらストレッチや軽い体操から始めて、徐々に散歩やウォーキングなどを行い、筋肉をつけるようにしましょう。

Q47 こむら返りは、運動療法でよくなりますか？

こむら返りの予防・改善に、運動療法は効果的です。

実は、こむら返りが頻発する人には下肢の裏側が硬い人が多いのです。これは、電解質異常によって筋紡錘・腱紡錘（29ページ参照）が衰え、筋肉の収縮・弛緩をうまくコントロールできず、収縮した状態で硬直しているからと考えられます。運動で血流がよくなると、老廃物や疲労物質が排出されやすくなるうえ、下肢の冷えも解消されます。これにより筋肉の収縮・弛緩が正常化して、こむら返りの予防につながります。

また、こむら返りの原因の一つ、ミネラルバランスのくずれからくる電解質異常を防ぐには、水分や食事、保温などに気を配るほかに、体を動かして筋肉を柔軟にし、血流をよくして体のすみずみにミネラルを行き渡らせることも大切です。

運動としては、**ストレッチ**が最適です。硬く萎縮した筋肉を伸ばすと腱紡錘と脊髄の間で筋肉の収縮を抑制するメカニズムが働き、相互のコミュニケーションがよくなります。筋肉をほぐしながら血流をよくし、筋肉量を増やすことにもつながります。下肢の筋肉が増えれば、全身の活動量がアップし、さらに好循環が生まれます。

Q48 こむら返りを防ぐには、ふくらはぎのどんなストレッチがいいですか？

おすすめは「波止場（はとば）のポーズ」です。昔の映画の主人公が波止場でポーズを決めるシーンのようなポーズをするだけですが、ふくらはぎの腓腹筋（ひふくきん）だけでなく、ひざ裏から太もも裏のハムストリングス（大腿二頭筋（だいたいにとうきん）、半膜様筋（はんまくようきん）、半腱様筋（はんけんようきん）の総称）まで、無理なく伸ばすことができます。こむら返りが頻発する人にはひざ裏が硬い人が多いのですが、このポーズで毎日下肢（かし）の裏側全体をストレッチすれば、改善が期待できます。

このストレッチのいいところは、いろいろな場所でちょっとした時間に行えるところです。次ページの図のように、イスに片足を乗せて行う以外にも、階段の段差などを利用すれば、外出先でも行えます。キッチンのシンク前に小さな踏み台を置いておけば、家事をこなしながら行うこともできます。段差のないところでも、図のように壁を利用するなどして、こまめにふくらはぎをストレッチしましょう。

このストレッチを継続して行ったところ足の筋力がつき、就寝中のこむら返りがなくなったという患者さんがおおぜいいます。ぜひ試してみてください。

こむら返り予防「波止場のポーズ」

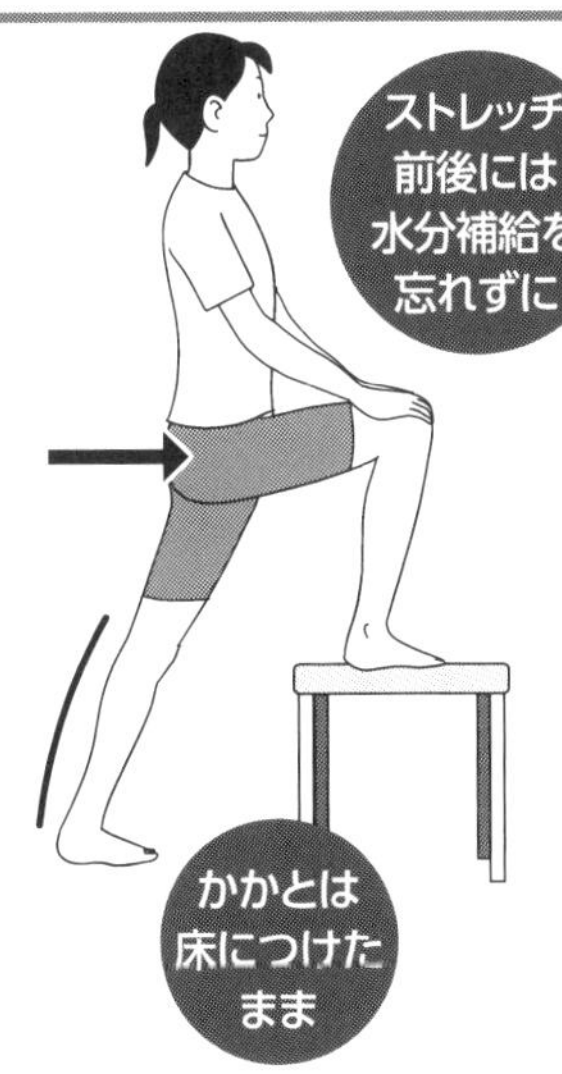

❶しっかりしたイスか階段などに片足を乗せ、両手を太ももの上に置く。

❷息を吐きながら、前足に体重をかけ、後ろ側の足のかかとが床から離れないようにしながら、ふくらはぎとひざ裏をしっかり伸ばす。

❸そのまま静かに呼吸しながら、30 秒キープ。

❹左右の足を入れ替えて同様に行う。

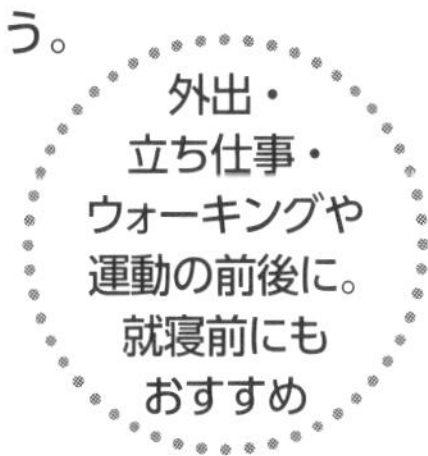

ミニ波止場のポーズ

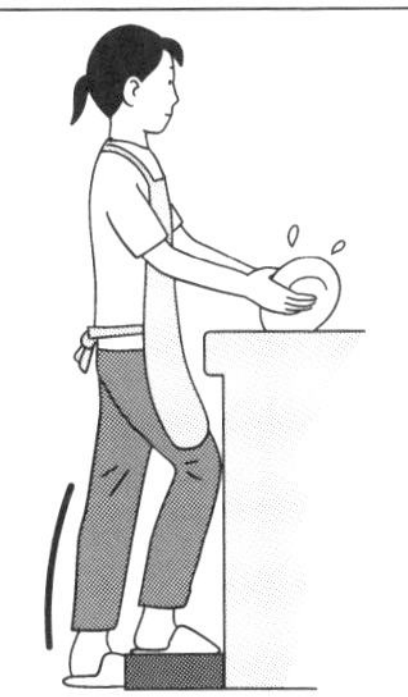

シンク前に小さな踏み台を置き、片足を乗せて、もう一方の足の裏側を伸ばす。

壁を使ったストレッチ

段差がない場合は壁に両手をついたり、手すりにつかまったりして、前後に足を開き、後ろ側の足のふくらはぎとひざ裏を伸ばすといい。

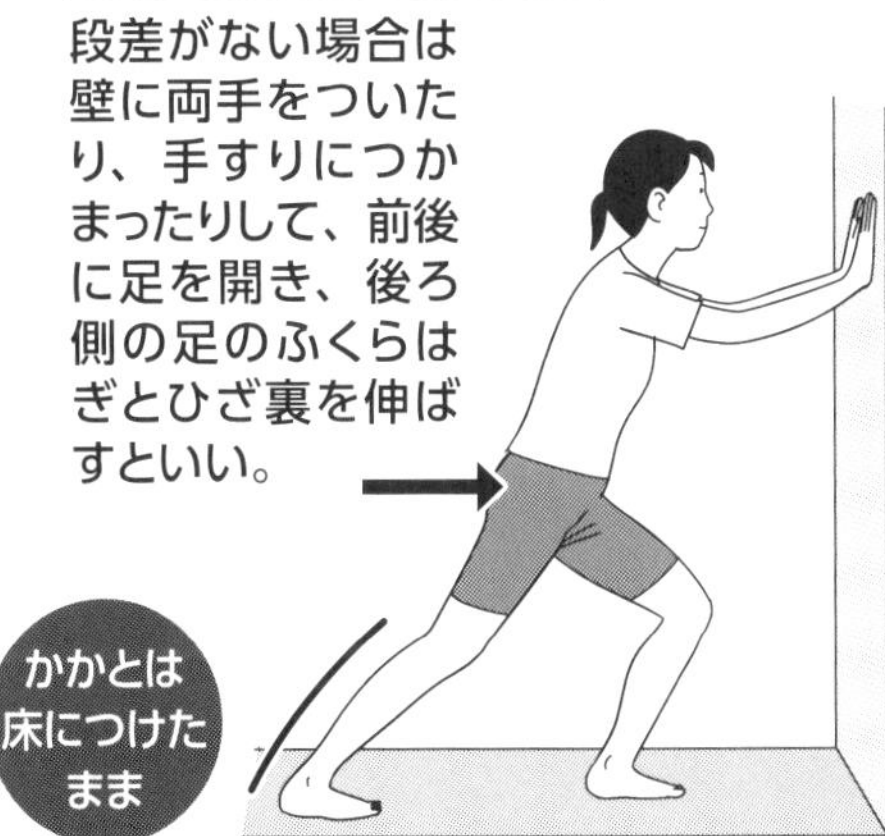

Q49 イスに腰かけたままできるふくらはぎのストレッチはないですか？

ちょっとしたすきま時間に手軽にふくらはぎや足首のストレッチができる、「座ったままストレッチ」をやってみましょう。

次ページの図のように腰かけたままで足を動かす簡単なものですが、ふくらはぎ、ひざ裏、太もも裏、足首、すねをストレッチして硬くこわばった筋肉をほぐし、下肢（かし）全体の血流をよくすることで、こむら返りの予防につながります。イスに座ったままできるので、立って行うストレッチではふらつきなどが不安な高齢者でも安心です。

また、足を上げ下げするさいに、自分の足の重みで、筋肉に適度な負荷がかかります。継続して行えば、無理なくふくらはぎやすねの筋肉量を増やすことができます。

外出やウォーキングの前後など、好きなタイミングで行えますが、おすすめは就寝前です。入浴して湯船の中でふくらはぎを温めながらマッサージし、筋肉をほぐした後、ベッドなどに腰かけたところでストレッチを行えば、睡眠中のこむら返り予防に役立ちます。

こむら返り予防「座ったままストレッチ」

どれか
1つを
行うだけでも
いい

ふくらはぎと太もも裏のストレッチ

❶イスなどに腰かけ、息を吐きながら、片足を上げられる高さまで上げる。
❷ふくらはぎやひざ裏、太もも裏が伸びるのを感じたところで、息を吸いながら足を下ろす。
❸❶〜❷を 30 回くり返す。
❹左右の足を入れ替えて同様に行う。

爪先は
なるべく
立てる

外出・
立ち仕事・
ウォーキングや
運動の前後に。
就寝前にも
おすすめ

ふくらはぎと足首のストレッチ

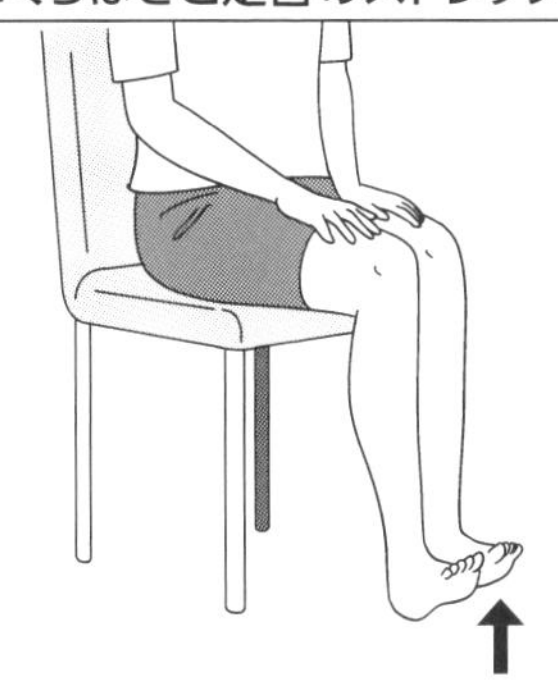

イスなどに腰かけ、両足の爪先を 30 回上げ下げする。

すねと足首のストレッチ

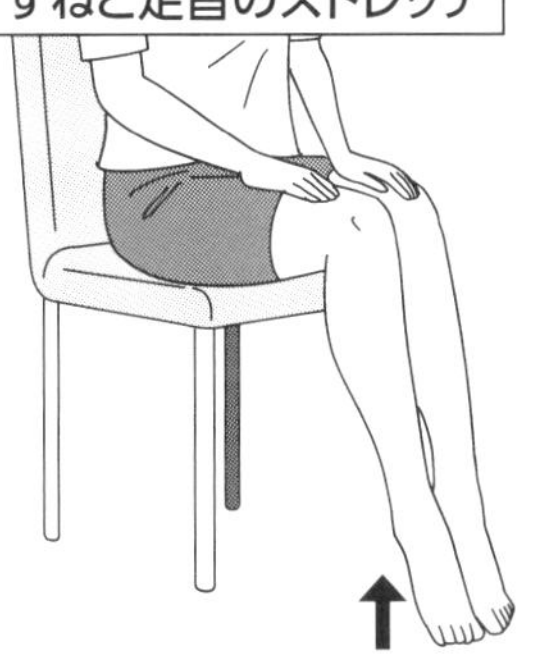

イスなどに腰かけ、両足のかかとを 30 回上げ下げする。

Q50 ウォーキングはこむら返りの予防にいいですか？

ウォーキングは手軽にできる優れた有酸素運動で、こむら返りの予防に大いに役立ちます。歩くと下肢（かし）の筋肉がリズミカルに伸縮し、酸素を取り入れて体内の脂肪をエネルギーに換えながら、血液を循環させることで全身の血流がよくなります。

筋肉は動かさないとやせていきます。運動不足や加齢によって、下肢の筋肉量が減少することも、こむら返りの一因です。血流が悪くなってミネラルが十分行き渡らず、加えて、筋肉量が少ないと代謝（体内でさまざまな物質を合成・分解する働き）も低下するため、こむら返りを招きやすくなるのです。特に高齢者の場合、運動不足はサルコペニア（筋肉量の減少・筋力低下・身体機能の低下状態）のリスクを高める要因ともなります。これを防ぐためにも、ウォーキングは有効です。

運動不足の人がウォーキングを始める場合、無理は禁物です。最初は散歩程度から始め、徐々に距離を延ばしていきましょう。ウォーキング前には十分にストレッチをして、筋肉をほぐしておくことも大切です。特に、**坂道や階段を上るときには**ふくらはぎに負荷がかかり、こむら返りを起こしやすくなるので注意しましょう。

Q51 雨や雪でウォーキングができないときはどうすればいいですか？

屋内でできる、「筋肉ほぐし体操」をやってみましょう（次ページ参照）。簡単な体操ですが、多くの筋肉を一挙にほぐして血流を改善し、こむら返りを予防することができます。私自身、週に3～4回行って、その効果を実感しています。

この体操をすると、腰部の深いところにある腸腰筋（腸骨筋・大腰筋・小腰筋の総称）をほぐしながら、鍛えることができます。歩くときに足を前に上げる動作で重要な働きをする筋肉なので、ウォーキング代わりの体操で鍛えておきましょう。

同時に、上半身の肩甲骨まわりの筋肉（僧帽筋・肩甲挙筋など）、腕を動かすための筋肉（大胸筋・広背筋・上腕二頭筋・三角筋など）もほぐれるので、全身が温まって血流がよくなります。さらに、「フッフッ、ハッハッ」と、鼻から息を2回吸い、口から息を2回吐く呼吸も同時に行いましょう。この呼吸によって、胴体をぐるりと取り巻く腹横筋を鍛えることができます。腹横筋はコルセットのように働いて腰椎（背骨の腰の部分）を支えるため、姿勢が安定し、歩く動作がらくになります。

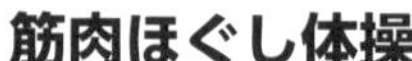

筋肉ほぐし体操

❶両足を肩幅くらいに開いて立つ。両腕を前に伸ばし、肩の高さまで上げて、「フッフッ」と鼻から息を2回吸う。

ハッ
ハッ
テンポはゆっくりでも速めでもいい。楽しみながら行う。
転倒に注意!

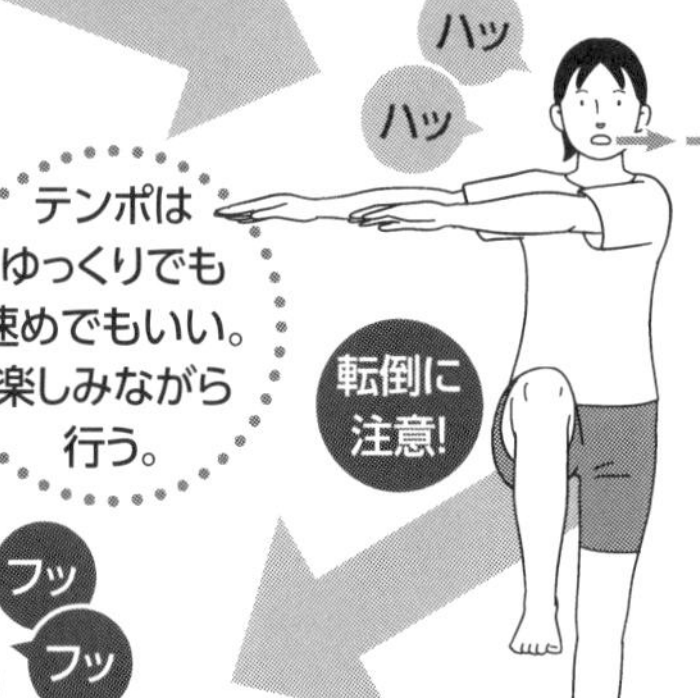

❷「ハッハッ」と口から息を2回吐きながら、両手を右に振ると同時に、右足のひざを腰の高さまで上げる。

＊ひざを上げることで大腿四頭筋（前太もも）と腸腰筋が鍛えられる。

＊慣れてきたらひざを腰より上へ上げると、特に腸腰筋を鍛える効果がアップする。

フッ
フッ

❸「フッフッ」と鼻から息を2回吸いながら、❶の姿勢に戻る。

ハッ
ハッ

❹「ハッハッ」と口から息を2回吐きながら、両手を左に振ると同時に、左足のひざを腰の高さまで上げる。

❺「フッフッ」と鼻から息を2回吸いながら、❶の姿勢に戻る。

❷～❺を一定のテンポでくり返す。速さは自分のペースで。

●片足立ちで不安定になる場合は、片手を壁につけたり手すりにつかまったりして体を支え、片側ずつ行う。

●うまくできないときは、まず足だけ行って、リズムに慣れてきたら手の振りを合わせる。

5分程度を目安に行う。

体操の前後には水分補給を忘れずに

Q52 運動療法はいつ行えばいいですか？

ハイキングなどで長時間歩くときや、ゴルフや水泳などのスポーツをするとき、立ち仕事をするときなどは、筋肉に負担がかかってこむら返りを起こしがちです。準備運動としてストレッチや軽い体操で筋肉をほぐしておくと、筋肉が温まって血流がよくなることで、こむら返りを予防することができます。また、活動の後にも行えば、疲労物質の排出が促されて筋肉疲労の回復が早くなり、こむら返りの予防につながります。スポーツ選手が試合の前後にストレッチを行うように、**活動の前後**には軽く筋肉をほぐす習慣をつけるといいでしょう。

もう一つ、**長い間座っていた後**も筋肉をほぐしましょう。体重で太もも裏が圧迫され、血流が悪くなるからです。デスクワークの人や日常的に車を運転する人は、ときどき休憩を取って立ち上がり、ひざ裏や太もも裏をストレッチするといいでしょう。腰かけたままできるストレッチも効果があります（87ページ参照）。

夜中のこむら返りを予防するには、**就寝前のストレッチ**が効果的です。体が温まった入浴後に行えば1日の疲れをリセットでき、こむら返りの予防効果が高まります。

Q53 運動療法を行うさいの注意点はありますか？

まず重要なのは、**水分補給を忘れないこと**です。軽いストレッチなどでは汗をかいた自覚がないこともあるかもしれませんが、体を動かすと体温が上がって皮膚から水分が蒸散し、体内の水分は確実に失われます。水分不足はこむら返りの要因の一つです。血液中の水分が減少すると血流が悪くなり、酸素、ミネラル、ビタミンなどの栄養素が十分に行き渡らなくなるからです。こむら返り予防のための運動が、こむら返りを招いてしまうことにもなりかねません。運動の前後、ウォーキングなどの途中にも必ず水分を補給しましょう。飲料は利尿作用のあるカフェインを含むお茶やコーヒーより、ミネラルを含んだスポーツドリンク*などが適当です。水分補給のしかたは107ページ、スポーツドリンクなど飲料については123ページを参考にしてください。

もう一つ注意したいのは、ケガをさけることです。座ってできるストレッチなど、簡単なものから始めましょう。運動習慣のなかった人や運動不足で筋肉量が減っている人、高齢者などは、バランスをくずして転倒したり、力の加減がわからず筋肉を伸ばしすぎて肉離れを起こしたりすることもあるので、特に注意してください。

＊非常に大量の汗をかいて脱水の恐れがあるときや、激しいスポーツ時には、スポーツ飲料（ナトリウム含有量1リットル当たり300〜500ミリグラム）だけではミネラルが不足するので、さらにミネラルを補う必要がある。

第7章

睡眠中のこむら返りを防ぐ
寝る前のケアについての疑問7

Q 54
睡眠中にこむら返りがよく起こり困っています。寝る前にやっておくべきことはありますか？

こむら返りが睡眠中に起こりやすいのは、筋紡錘・腱紡錘の働きが低下して誤作動を起こしやすいこと、夜になると筋肉に一日の疲れが蓄積していること、睡眠中に足が冷えやすいこと、軽い脱水状態になりがちなこと、寝る姿勢によって爪先が伸びた「尖足位」になりやすいことなどが、いくつか重なるためと考えられます（38ページ参照）。就寝前に対策をしておきましょう。

①水分をとる

眠っている間には、*夏はもちろん、冬でも皮膚からの蒸散や呼吸によって約３００ミリリットルの水分が失われます。水分不足はミネラルバランスのくずれの要因となり、筋紡錘・腱紡錘の誤作動を招きます。就寝前にはコップ1杯の水をとりましょう。また、夜中にトイレに起きたときも、コップ1杯の水分をとるようにします。

寒いときは白湯や温めた牛乳を飲むと体が温まり、リラックス効果も期待できます。牛乳は筋肉の収縮にかかわるカルシウムの補給もできて一石二鳥ですが、とりす

＊１年を平均すると睡眠中に約500～600ミリリットルの水分が失われている。

ぎにならないよう注意が必要です（１１７ページ参照）。

②マッサージをする

就寝前のマッサージで足の筋肉をほぐし、疲労物質の排出を促すとともに、血流をよくしておきましょう（96ページ参照）。

③温かくする

冬だけでなく、夏でも冷房などで足が冷えていることがあります。なるべく湯船につかり、足をよく温めてから就寝する習慣をつけましょう。

冬ならアンカや湯たんぽを入れたりして、寝ている間に足を冷やさない工夫も大切です。万が一、寝具から足が出てしまっても冷えないように、ふくらはぎをカバーする靴下やレッグウォーマーをはいて寝るという方法もあります（１００ページ参照）。

④爪先を伸ばさない

あおむけに寝るとかかとが支点となり自然に爪先が伸びやすいため、ふくらはぎの筋肉が少し収縮します。ちょっとしたきっかけで筋肉のさらなる収縮を誘い、ふくらはぎの筋肉のつりを招きやすい姿勢なので、包帯やサポーターなどを利用して足首を軽く固定するといいでしょう（くわしいやり方は98ページ参照）。重すぎる掛け布団で爪先に圧迫感がある場合は、軽い寝具がおすすめです。

Q 55

「ふくらはぎもみ」がいいと聞きました。効果はありますか？

ふくらはぎをもむと筋肉がほぐれ、血流がよくなって、こむら返りの予防・改善効果が期待できます。

ただ、ギュウギュウと力を入れてもんではいけません。強くもむと、もんだところが痛くなったりだるくなったりする、いわゆる「もみ返し」がきてしまいます。もみ返しは、筋膜（筋肉を包む薄い膜）や、筋肉の線維に強い力がかかったために、炎症を起こしている状態です。こうなると筋肉はかえって緊張して硬くなってしまい、逆効果となります。

「もむ」というよりは、「軽く手でつかむ」くらいの力加減で、筋肉をほぐすように、ゆっくり、やさしく行いましょう。

また、こむら返りを起こしやすい人は、ふくらはぎの筋肉が運動不足や冷えで硬くなっていることが多いものです。いきなり刺激を与えて筋肉がさらに緊張してしまうのを防ぐため、まずウォーミングアップをしてから行いましょう。

やさしく行う「ふくらはぎもみ」

ウォーミングアップ

❶前に足を投げ出して座り、両手で体を支える。
❷両足の爪先を体のほうへゆっくりと引き寄せ、ふくらはぎを伸ばす。
❸両足の爪先をゆっくりと伸ばし、ふくらはぎを縮める。
❹❷～❸を5回くり返す。

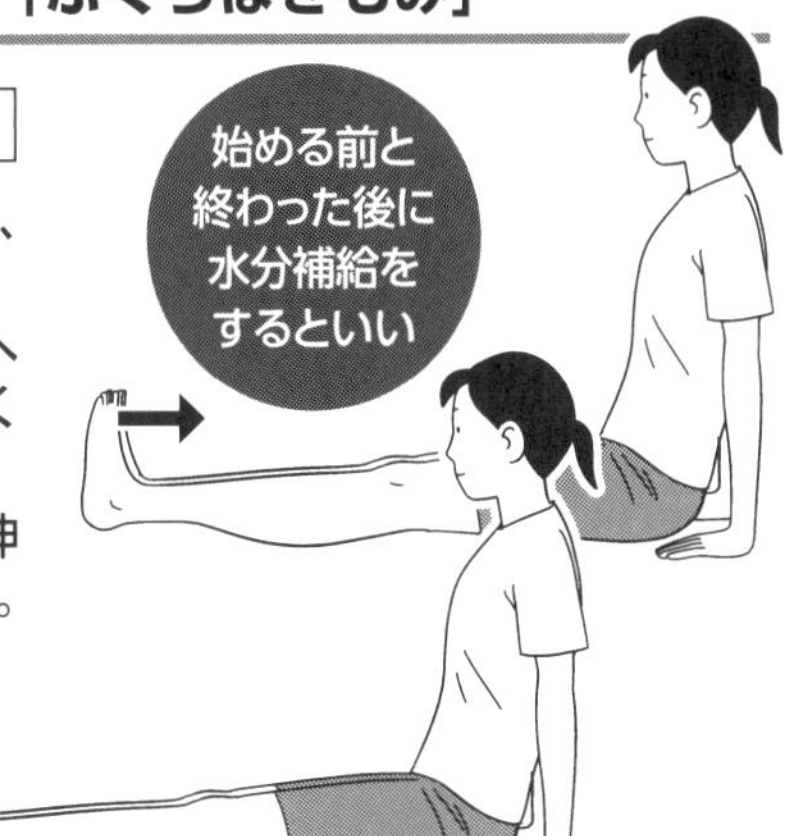

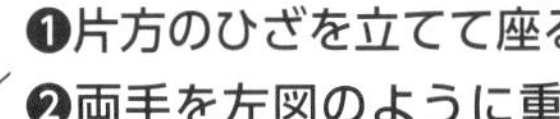

ふくらはぎをもむ

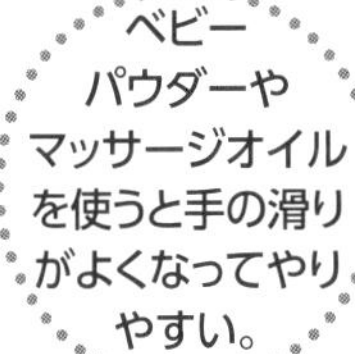

❶片方のひざを立てて座る。
❷両手を左図のように重ね合わせ、足首を包むようにして、軽くつかむ。
❸両手で足を軽くつかんだり離したりしながら、足首→ふくらはぎ→ひざ裏へともみ上げる。
❹親指以外の指を当てる部分を、ふくらはぎの中心・外側・内側と変えながら、各5回ずつ行う。
❺左右の足を入れ替えて、同様に❶～❹を行う。

ベビーパウダーやマッサージオイルを使うと手の滑りがよくなってやりやすい。

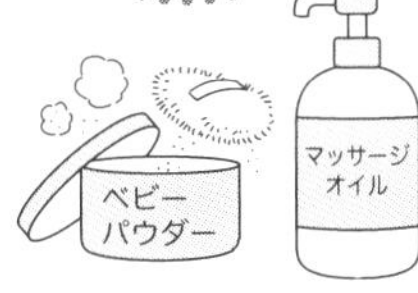

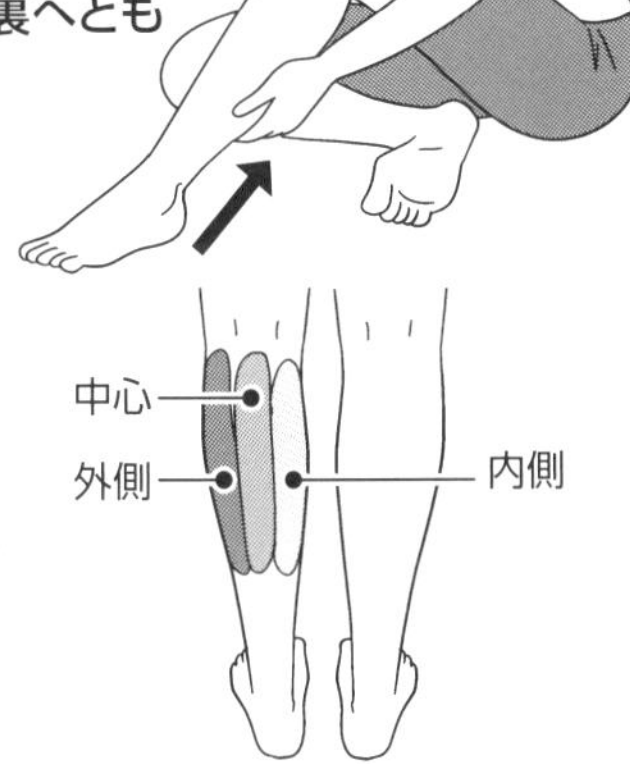

Q56 睡眠中のこむら返りを防ぐのに包帯が役立つと聞きました。どう使いますか？

睡眠中、あおむけに寝ているときになりやすい、自然に爪先が伸びる「尖足位（せんそくい）」は、ちょっとしたきっかけでこむら返りを招きやすい姿勢です。この姿勢を防ぐ方法としておすすめなのが、「爪先リフト包帯」です。

爪先が伸びないよう包帯で足首を軽く固定し、ふくらはぎが自然に伸びた状態に保つことで、ちょっとした寝姿勢の変化で筋肉が過剰に収縮する事態をさけることができます。ある程度の保温にもなり、冷えを予防する効果も期待できて一石二鳥です。

必要なものは包帯と、包帯を留めるテープだけでよく、要領をつかめば巻き方も簡単です。次ページを参考に、試してみてください。

市販の足首サポーターを利用する場合は、締めつけすぎないよう慎重にサイズを選ぶか、締めつけ具合を調節できるタイプを選ぶようにします（次ページ下参照）。

ただし、腰椎（ようつい）（背骨の腰の部分）の病気ですねの筋肉がつる人は、逆に爪先を伸ばしたほうがいいので、足首を固定するのはさけたほうがいいでしょう。

就寝前の「爪先リフト包帯」のやり方

用意するもの
- 足首用の包帯
- 包帯を留めるテープ（薬局で買えるサージカルテープなど）

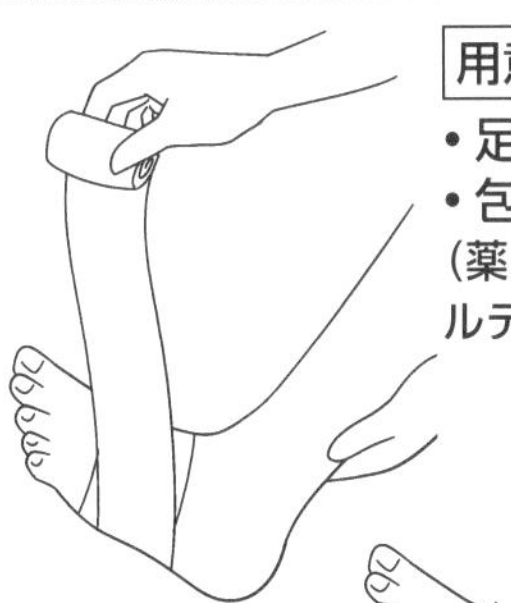

❶足の甲に包帯を2周巻く（親指→足裏→小指の方向で巻く）。

血流を止めない程度の強さで巻くこと

❷足首を直角に曲げたまま、小指側から足首を通り、アキレス腱のほうに巻く。

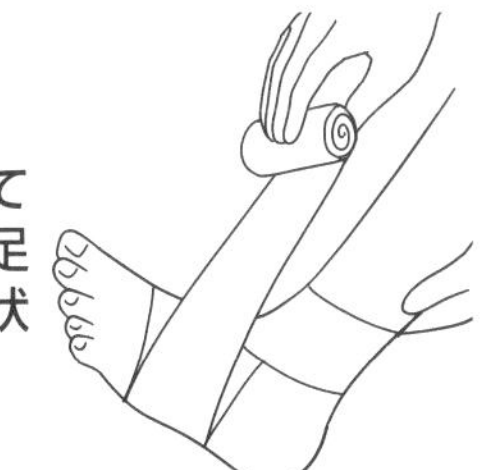

❸足首で交差させて足裏を通り、再び足首を巻く。8の字状にくり返し巻く。

❹巻き終わりをテープで留めて完成。もう片方の足も同様に巻く。

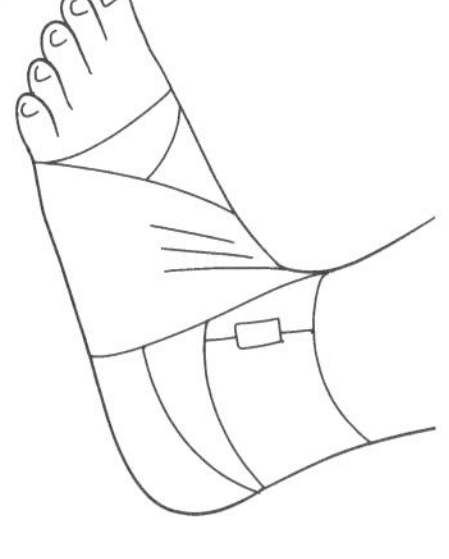

市販のサポーター＊（ソックスタイプやマジックテープ着脱タイプなど）を利用してもいいが、締めつけの強さを調節しにくいので、サイズに注意すること。

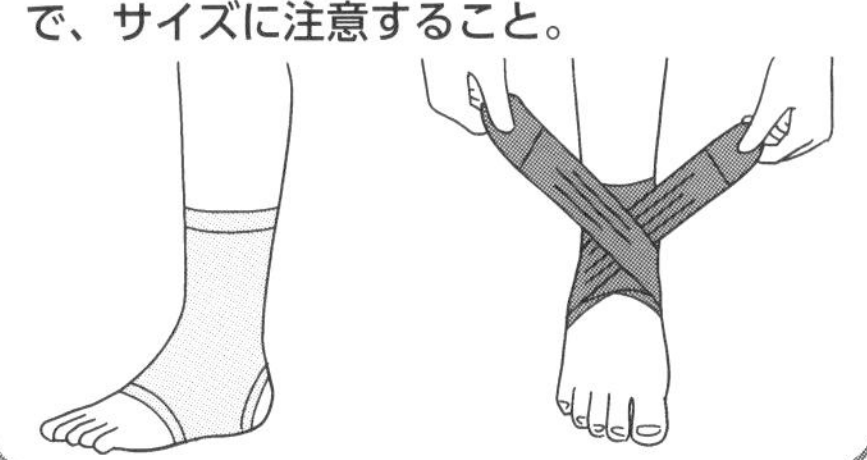

＊インターネットや百貨店などで、「足首サポーター」といった名称で販売されている。

Q 57 靴下をはいて寝たほうがいいですか？

睡眠中のふくらはぎの冷えは、こむら返りにつながります。冬だけでなく、夏も足の冷えは大敵です。ふくらはぎを覆う長さがある靴下をはいて寝れば、寝ている間に掛け布団を蹴ってしまったり、寝返りを打って足が布団の外へ出てしまったりしたときにも、冷えを防止することができます。眠る前に入浴や足湯で十分に足を温め、マッサージで筋肉をほぐして血流をよくしたうえで、靴下などでふくらはぎを保温して、こむら返りのない快眠をめざしましょう。

ただ、冷え症で寝つきのよくない人は、足先からの放熱や汗の蒸散を妨げない、爪先が開いたタイプのハイソックスか、ふくらはぎだけを包むレッグウォーマーがおすすめです。「爪先まで温めたほうがいいのでは？」と思うかもしれませんが、人間の体には、手足から汗が蒸散することで体の深い部分の温度（深部体温）を下げ、深い眠りに入るというしくみがあるからです。血流が悪く冷え症の人は、足先の末梢血管からの放熱がうまくいかず、深部体温が下がらないため、寝つきが悪い傾向があります。これを防ぐためにも、**ふくらはぎを温め、爪先は開放して**おきましょう。

Q58 弾性ストッキングをはいて寝たほうがいいですか？

立ち仕事の多い人、運転やデスクワークで座る時間の長い人で、足のむくみに悩む人は少なくありません。また、足が重だるいと感じながら、むくんでいることに気づかないケースもあります。すねを手の指で数秒間押し、手を離して10秒以上たってから指でなでてみて、へこみが解消されないなら、むくんでいると判断できます。*

十分なむくみケアをせずに就寝すると、血流悪化からこむら返りを起こして目覚める恐れもあります。これを予防するには、**弾性ストッキング**がおすすめです。

就寝中にはくなら、ひざ下までを覆うハイソックスタイプで、足先からの汗の蒸散を妨げないよう爪先のないものがいいでしょう。弾性ストッキングはふくらはぎを適度に締めつけるので、足の静脈の血流が滞る下肢静脈瘤（りゅう）によるこむら返り防止にも効果がありま す。そのまま寝ると締めつけがつらい場合は、就寝直前まではいて過ごし、床に入るときに脱ぐようにしましょう。

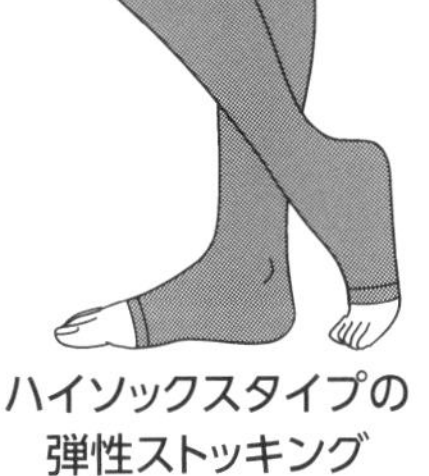
ハイソックスタイプの弾性ストッキング

＊甲状腺機能低下症では、押してもへこみの残らないむくみが見られることがある。

Q59 足を高くして寝たら防げますか？

あおむけに寝た状態で足の下に足枕を入れて高くすると、重力の作用で下肢に滞った血液が心臓へと戻るのを促すことができます。リンパ液の流れもよくなるので、足がむくみがちな人にもおすすめです。

ただし、足枕をしたまま眠るのはさけましょう。自然な寝返りができないと筋肉が緊張し、血流が滞る可能性もあります。そこで、就寝前の10分から20分間、「足上げリラックスタイム」を行いましょう。

足枕は、柔らかな素材の枕やクッション、たたんだ毛布やバスタオルを利用して、足首のほうへ向かって徐々に高くなるように調節します。足首だけを支えると圧力が一点にかかり、血管や神経を圧迫してしまうので、下肢全体を支えるようにしてください。

就寝前の「足上げリラックスタイム」

夜寝る前に
10～20分
行う
高さ10～15チセン程度
枕、クッション、毛布、
バスタオルなどを利用して、足首のほうが徐々に
高くなるよう調整する。

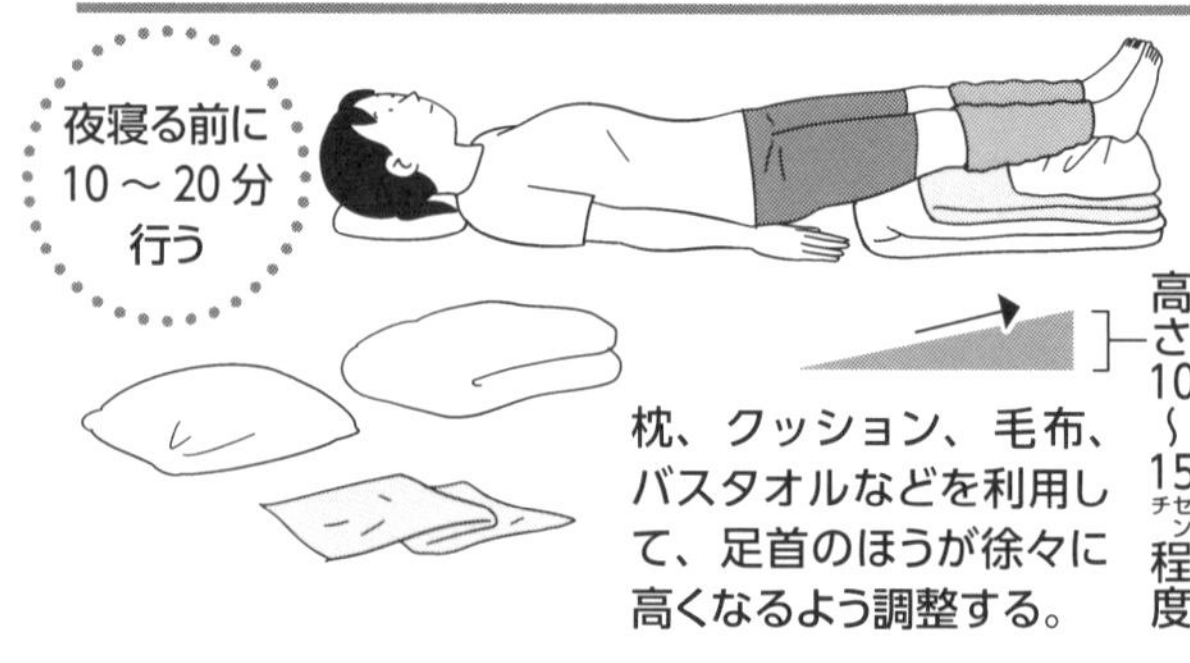

Q60 「壁足上げ」という体操がいいと聞きました。やってみていいですか？

壁に足をもたせかける「壁足上げ」は、右ページの足枕を使った足上げよりも、さらに高く、90度近くまで足を上げる方法です。ヨガのポーズがもとになっており、「足のむくみが取れてらくになる」と評判になっているようです。

実際、足を高く上げて足全体の血液やリンパ液の滞りを解消すれば、むくみ解消や疲労回復に効果があり、足の静脈の血流が滞る下肢静脈瘤の人にも打ってつけです。血流がよくなって筋肉の疲労回復が促され、こむら返りにも効果が期待できます。

壁を利用して足を上げるだけという簡単さで、特別な道具や技術は必要ありません。寝て行うので転倒の危険がなく、高齢者もらくに行えるというメリットもあります。約90度に足を上げることで、太もも裏のハムストリングス（大腿二頭筋、半膜様筋、半腱様筋の総称）、お尻や腰の筋肉を、軽くストレッチすることもできます。

就寝前に10分程度の「壁足上げ」を行えば、足のむくみとともに、1日の足の疲れがすっきりと取れるのが実感できるでしょう。

こむら返り予防に効く「壁足上げ」

❶片方の肩と腰を壁に沿わせるようにして座る。
床にヨガマットや毛布などを敷く
❷そのまま体を倒し、お尻を壁につける。
❸壁に沿って足を上げながらあおむけになり、両腕を広げて体を安定させる。
ひざはなるべく伸ばす
夜寝る前に10分程度行う。
お尻と壁の間は数センチ離れてもいい
効果アップ法
両足を開閉したり、足首を前後に動かしたりして効果アップ。
足をまっすぐ保つのがつらいときは、部屋のコーナーを利用するとらく。両手はおなかの上に置く。

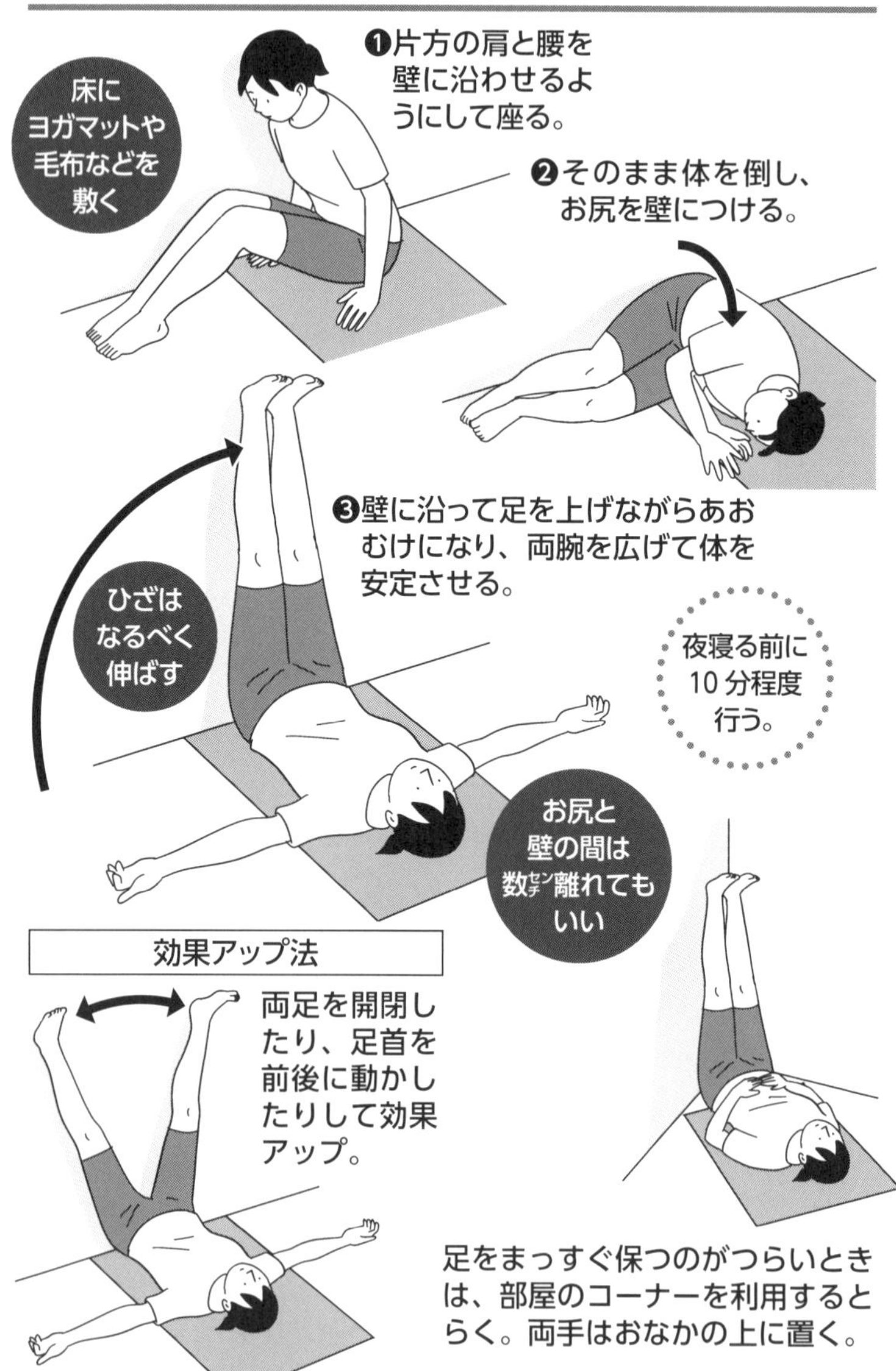

第8章

こむら返りの再発を防ぐ生活習慣についての疑問6

Q61 和式の生活と洋式の生活はどちらがいいですか？

和室で正座したり、和式トイレで長くしゃがみ込んだりすると足にしびれを感じるのは、ふくらはぎの神経や血管が圧迫されて血流が悪くなるためです。こむら返りを予防したいなら、洋式の生活のほうがおすすめです。

和式の生活をしていて、なかなかイス式の生活には変えられないなら、床に座るときは正座せず、なるべく足を伸ばして座るようにしましょう。ときどき足や爪先を上げ下げすれば、足の血流改善の運動にもなります。

法事や習い事など、どうしても正座をしなければならない場面では、ときどき立ち上がってふくらはぎを伸ばすようにしましょう。また、お尻(しり)の下へ、小さなクッションやたたんだバスタオルなどを置くと、ふくらはぎへの圧迫を軽減することができます。

床に座るときの工夫

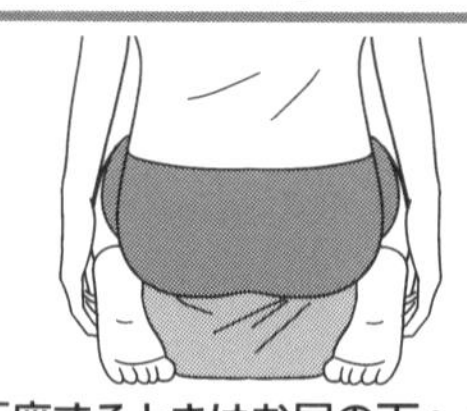
正座するときはお尻の下へクッションなどを置く。携帯できる正座用イスも市販されている。

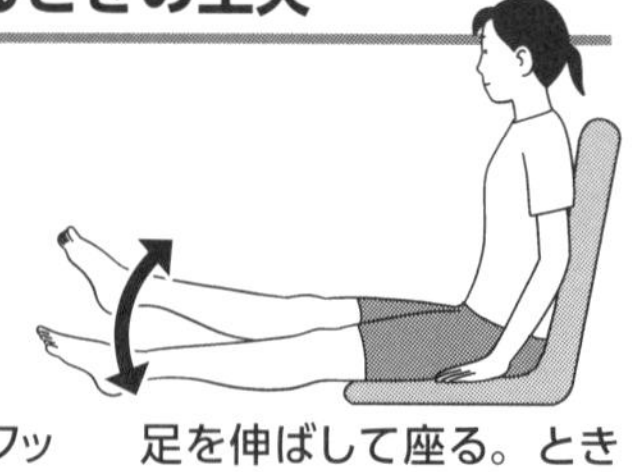
足を伸ばして座る。ときどき足や爪先を上げ下げすると血流がよくなる。

Q62 水分補給はどのようにすればいいですか？

水分補給の基本は「こまめに、早めに」です。まとめて水分をとっても不要分は排泄（はいせつ）されてしまううえ、体内のミネラルバランスをくずす恐れもあるので、こまめに水分補給しましょう。また、のどの渇きは軽い脱水のサインです。渇きを感じる前に、時間を決めて水分を補給する習慣をつけるといいでしょう。水分は、利尿作用のあるカフェインを含まない飲料をとるようにします。

成人が1日に補給しなくてはならない水分は約1200ミリリットル、コップ1杯150ミリリットルとすると8杯分です。①起床時、②朝食時、③朝食と昼食の間（10時ごろ）、④昼食時、⑤昼食と夕食の間（15時ごろ）、⑥夕食時、⑦入浴後、⑧就寝時にコップ1杯ずつの水を飲めばいい計算です。これを基本量として、発汗量が多いときは摂取量を増やします。なお、腎臓（じんぞう）病などで水分摂取量に制限がある人は、医師の指示に従ってください。

成人の水分補給の必要量

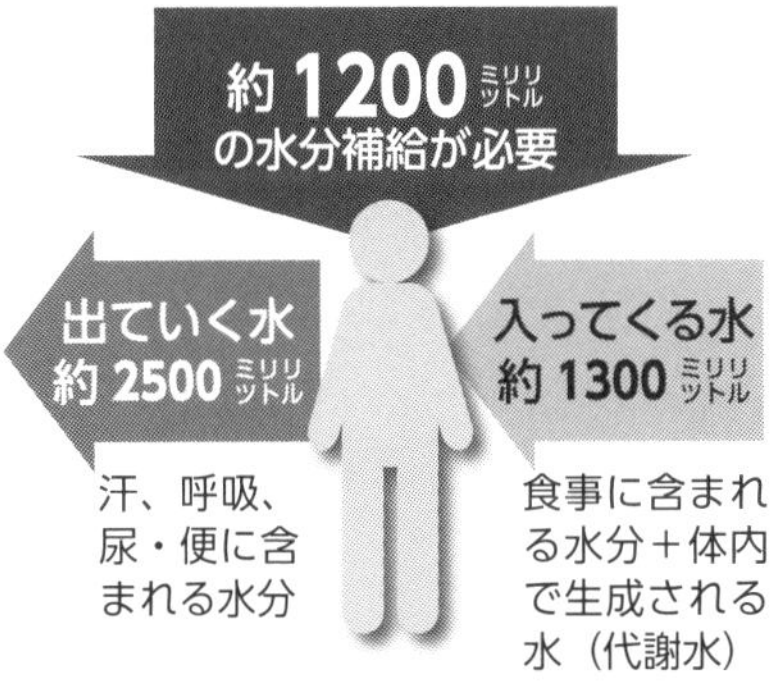

約1200ミリリットルの水分補給が必要

入ってくる水 約1300ミリリットル
食事に含まれる水分＋体内で生成される水（代謝水）

出ていく水 約2500ミリリットル
汗、呼吸、尿・便に含まれる水分

Q63 お酒はこむら返りに関係がありますか？

飲酒は、2つの面から水分不足を招きます。まず、アルコールには利尿作用があるため、お酒を飲むと水分が排出されてしまいます。もう1つは、肝臓でアルコール分解酵素の働きを助けるために、多くの水分が使われてしまうからです。

さらに、肝臓がアルコールを分解するとき、いろいろなビタミンやミネラルも消費されます。水分不足とミネラル不足が重なれば、ミネラルバランスがくずれ、こむら返りを招く恐れが大きくなります。

毎日お酒を飲む習慣があり、こむら返りが頻繁に起こる場合は、アルコールが関係している可能性があります。しばらくお酒を控え、こむら返りが治まるかどうか確かめてみてはどうでしょうか。お酒が原因らしいとわかったら、不足する「水分」と「ミネラル」を上手に補いながら、お酒は適量（1回に純アルコール量換算で20グラムまで）を楽しみましょう。チェイサーとして水か、カフェインを含まない麦茶、そば茶などを用意するのがおすすめです。ミネラル豊富な食品をおつまみとしてとるようにすれば、アルコールが原因のこむら返り防止に役立つはずです（第9章参照）。

Q64 こむら返りを防げるツボがあれば教えてください。

ツボ刺激で血液やリンパ液の流れをよくすることは、こむら返りの予防に役立ちます。次ページの図を参考に、試してみてください。こむら返り予防のために刺激するのは、老廃物の排出や新陳代謝を担う腎臓や膀胱、肝臓に対応する反射区と、足腰の障害に効果のあるツボです。ツボや反射区とは、体の各器官に対応する末梢神経が集まっている場所で、ツボが点であるのに対し、反射区は線や面状です。指で押すか、ツボ押しを利用してもいいでしょう。強さは痛気持ちいい程度で、ツボは息を吐きながらゆっくり押し、2秒くらい押したら、息を吸いながらゆっくり離します。反射区は、押したまま指やツボ押し棒を滑らせるようにして刺激します。

まず、足裏の腎臓・輸尿管（腎臓から膀胱へ尿を送る管）・膀胱の3つの反射区を刺激した後、次に右足裏にだけある肝臓・胆嚢の反射区を押し、最後に、ひざ周辺にある「委中」「足三里」のツボを押すという手順で、1日1回行います。なお、事前に「ふくらはぎもみ」（97ページ）をしておくと、さらに効果がアップします。

こむら返りに効く主なツボ

足裏の反射区

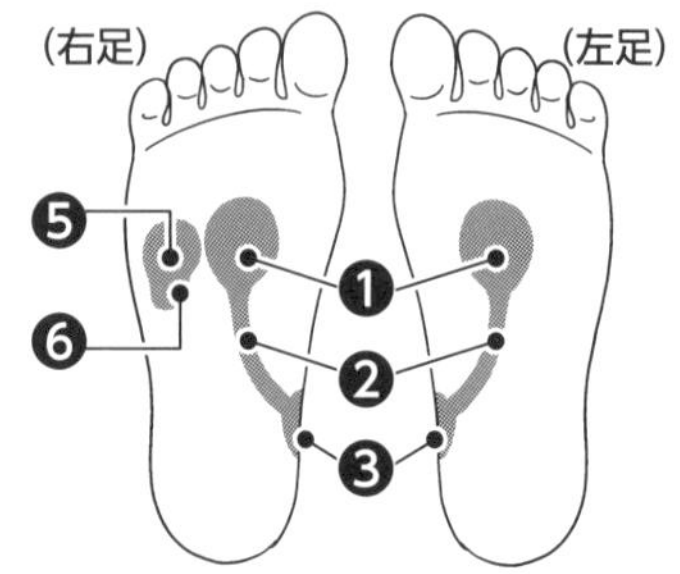

足の反射区とツボ

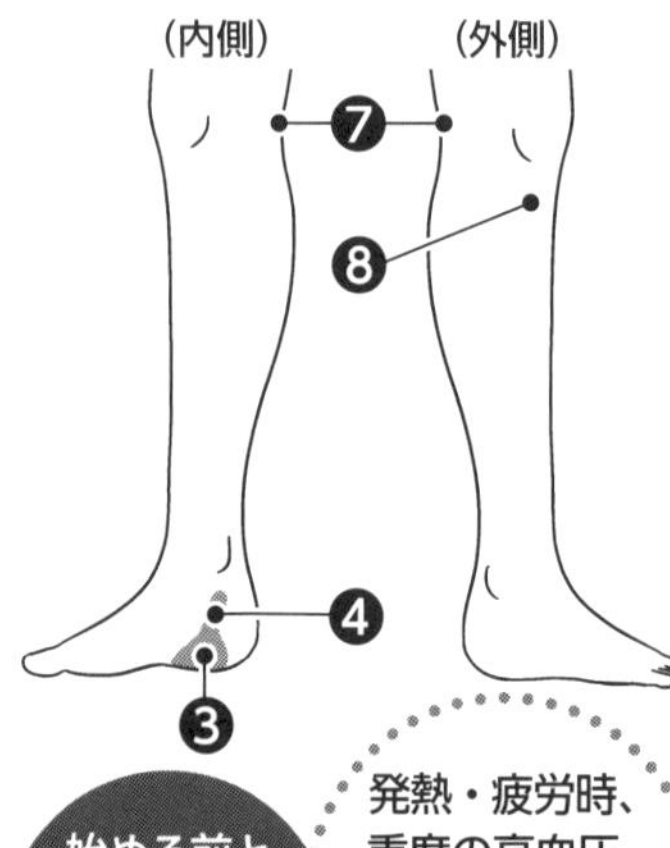

【刺激の手順】（片足ずつ行う）

❶腎臓（足裏の中央、土踏まずのやや上）

▼

❷輸尿管（❶と❸を結ぶ、弧を描く線）

▼

❸膀胱（内くるぶしの下）

▼

❹尿道（❸の膀胱と内くるぶしをつなぐ線）

▼

❺肝臓（右足裏、小指と薬指の中間点の下、少しくぼんだ部分／右足のみ）

▼

❻胆嚢（右足裏、❺の肝臓の下／右足のみ）

▼

❼委中（左右のひざの真裏）

▼

❽足三里（ひざのお皿の下外側のくぼみに同じ側の手の人さし指を置き、指を4本揃えて小指が当たるところ）

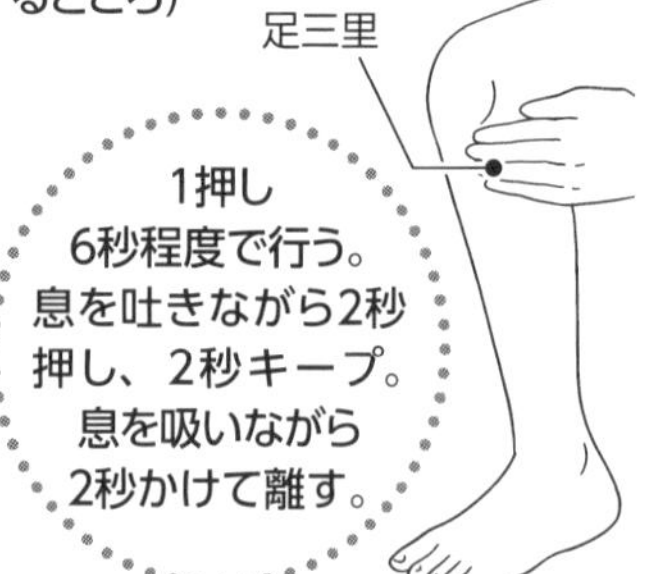

始める前と終わった後に水分補給をするといい

発熱・疲労時、重度の高血圧、妊娠中・出産直後などには行わないこと

空腹時・満腹時、入浴の直前・直後はさける

ツボ押し棒を使うのもいい

1押し6秒程度で行う。息を吐きながら2秒押し、2秒キープ。息を吸いながら2秒かけて離す。

Q65 家でおとなしくしていていいですか？

ときどきは外へ出て、日光を浴びましょう。近年、紫外線の浴びすぎはよくないといわれることも多いですが、適度な日光浴には有益な面もあります。日光を浴びると、体内でビタミンDが生成されるのです。

ビタミンDは、食品から摂取したカルシウムの吸収を高め、血中濃度を一定に保つ働きをする栄養素です。カルシウムは骨を構成するミネラルですが、体液（血液・リンパ液・細胞間液など）にも含まれ、筋肉の収縮に関係する電解質としても働きます。筋肉の収縮・弛緩(しかん)をコントロールする神経がうまく働き、こむら返りを起こさないためには、カルシウムをはじめとするミネラルバランスが取れている必要があります。

ビタミンDは、天日に干したシイタケや、サンマ、サケといった魚などからとることができるものの、一般的な食事だけでは必要量に不足することがあります。夏なら明るい日陰で15～30分、冬なら1時間ほど日光に当たれば、不足分のビタミンDを補えます。家にこもってばかりではなく、散歩やウォーキングがてら適度に日光を浴びれば、筋肉量を維持することにもつながって、一挙両得です。

Q66 足湯をするといいと聞きました。いつどうやればいいですか?

足湯(あしゆ)は、足を温めて冷えを解消することで筋肉をゆるめ、血流改善・疲労回復効果があります。したがって、足湯のタイミングは、「足が冷えたとき」「足が疲れたとき」です。外出から帰ってリラックスするときや、よく歩いて疲れたとき、また、入浴できない日の就寝前に行うのもいいでしょう。

イスに腰かけて温度42～45度のお湯を入れたバケツなどに両足をつけ、ときどき差し湯をして温度が下がらないようにしながら、15～20分、じんわりと足を温めます。温めるのは足だけでも、血流がよくなって全身が温まるのを感じられるでしょう。こまめな水分補給も忘れずに。

足湯のやり方

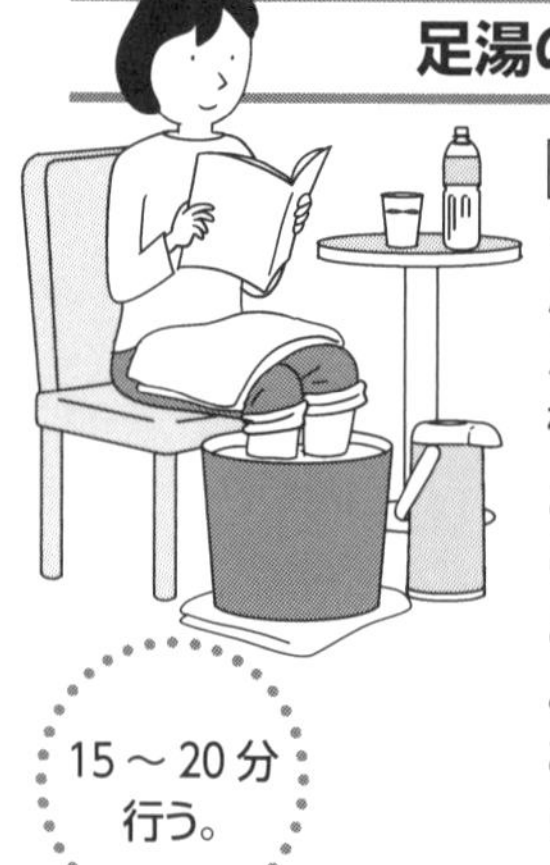

用意するもの　バケツなどお湯を入れる容器、80度程度の差し湯を入れたポット、バスタオル(バケツの下に1枚、足ふき用1枚)、飲み水

お湯の量は足首が隠れるくらいか、ふくらはぎのまん中あたりまで。お風呂の温度より少し熱めにするといい。お湯がぬるくなってきたら差し湯する。

15～20分行う。

第9章

こむら返りの再発を防ぐ食事についての疑問9

Q
67
こむら返りを防ぐために食事で注意すべきことはなんですか？

毎日、バランスよくミネラルをとることが重要です。こむら返りを防ぐうえで特に注意したいのが、マグネシウムとカルシウムのバランスで、マグネシウム1に対しカルシウム2～3の比率が理想です。

今の日本人は、マグネシウムが不足しがちです。昔の日本人の平均的な食事には、マグネシウムの豊富な海藻や雑穀が多く使われていたのですが、現代は食生活が欧米化して、これらの食品をとる機会が少なくなりました。こむら返りを防ぐためには、筋肉をゆるめる働きのあるマグネシウムの多い食品を意識してとる必要があるのです。成人の1日の必要量は、230～310㍉グラムが目安となります。

マグネシウムの1日当たりの必要量

性別	男性		女性	
年齢等	推定平均必要量	推奨量	推定平均必要量	推奨量
15～17歳	300	360	260	310
18～29歳	280	340	230	270
30～49歳	310	370	240	290
50～64歳	310	370	240	290
65～74歳	290	350	230	280
75歳以上	270	320	220	260

出典：日本人の食事摂取基準（2020年版／厚生労働省）（㍉グラム／日）

Q 68 マグネシウムを手軽に補うには、どんな食べ物がいいですか？

マグネシウムが豊富に含まれるのは、納豆や豆腐などの大豆食品、魚介類、海藻、ナッツ類、玄米などです（次ページの図参照）。特に注目したいのは、**スルメ**です。スルメ100グラムにはマグネシウムが約170ミリグラムも含まれ、**1人前を50グラムとすると85ミリグラムのマグネシウムがとれる計算**です。さらに、スルメは**タウリン**（128ページ参照）も豊富です。タウリンは筋肉のけいれんを防いでくれるので、スルメはこむら返りの予防にピッタリです。気軽なおやつやおつまみとして、イチ押しのおすすめです。

ミネラルが豊富な海藻の中でも、特にマグネシウム豊富な**ワカメ**も積極的にとりたい食品です。ただ、製造過程で湯通ししたものは、マグネシウムが溶け出てしまっているので、湯通しせずに干した**「素干し」**のワカメのほうがいいでしょう。

ゴマやナッツもマグネシウムが豊富です。ワカメとともに酢の物やサラダにしましょう。**お酢**にはミネラルの吸収を助けるクエン酸が含まれているので、さらに効率的に、しかもおいしく、マグネシウムをとることができます。

マグネシウムの多い主な食品

スルメ
(1枚約100グラム)
170ミリグラム
【参考】乾燥カットワカメ10グラムに含まれるマグネシウムは46ミリグラム
素干しワカメ(10グラム)
110ミリグラム
乾アーモンド
(10粒約10グラム)
29ミリグラム
煎りピーナッツ
(15粒約10グラム)
20ミリグラム
煎りゴマ
(大さじ1約6.8グラム)
24ミリグラム
イワシ丸干し(4尾約100グラム)
110ミリグラム
生カキ(2個40グラム)
26ミリグラム
納豆
(1パック=50グラム)
50ミリグラム
木綿豆腐
(1/4丁約85グラム)
48ミリグラム
豆乳
200 ml
豆乳(無調整)
(200ミリリットル)
52ミリグラム
ホウレンソウ(ゆで)(50グラム)
20ミリグラム
【参考】精白米のご飯1膳に含まれるマグネシウムは11ミリグラム
玄米ご飯(1膳約150グラム)
74ミリグラム

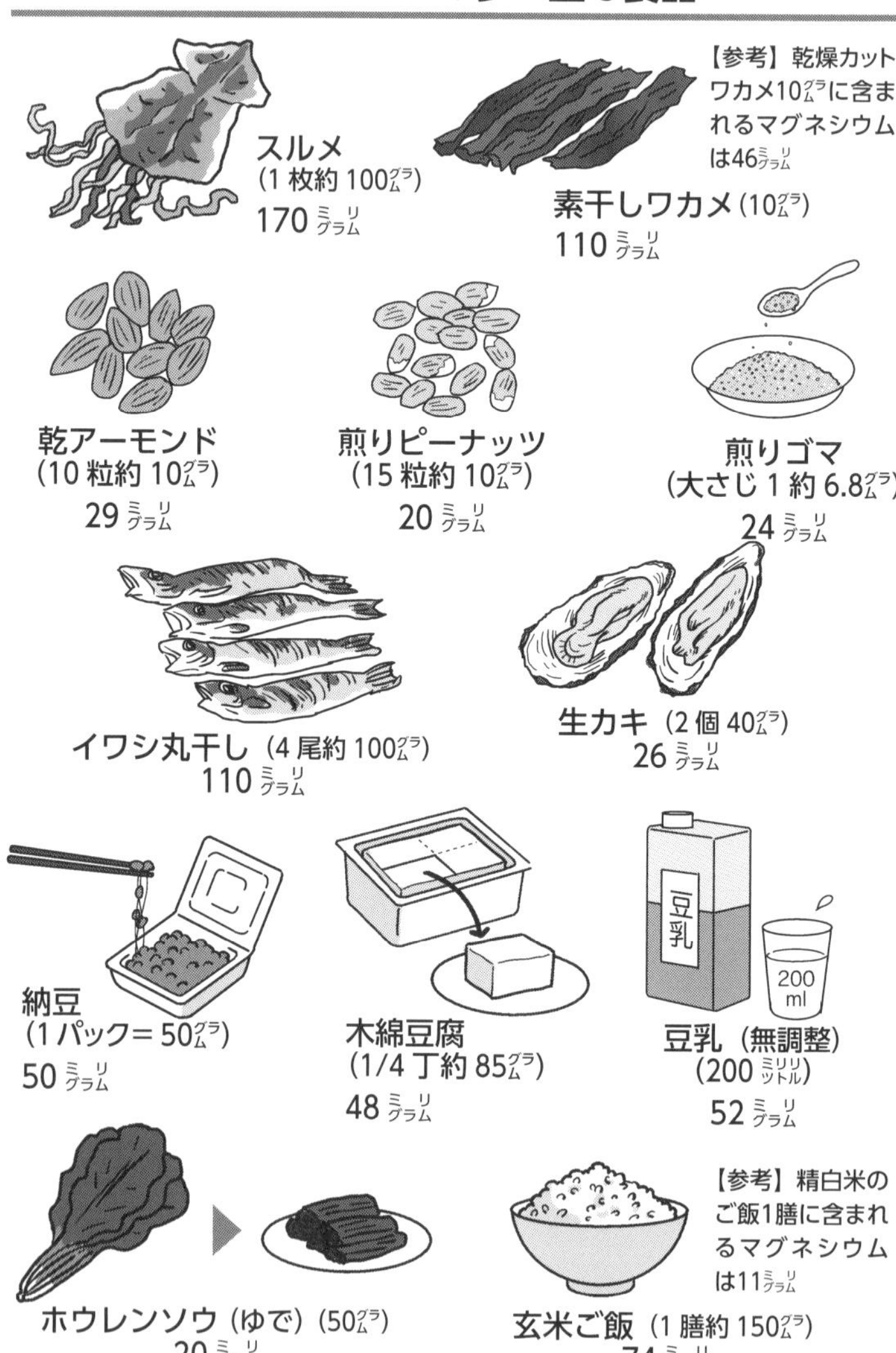

出典：日本食品標準成分表2020年版（八訂／文部科学省）

Q 69 カルシウムはどんな食品から補うのがいいですか？

カルシウムは筋肉の収縮や神経の伝達をスムーズに行うための重要な働きをしており、不足すればこむら返りを起こしやすくなります。妊娠・授乳中や更年期以降の女性は、カルシウム不足からこむら返りに悩む人も少なくありません。妊娠・授乳中はお母さんの体から赤ちゃんへカルシウムが移行し、更年期以降は女性ホルモンの減少に伴って骨からカルシウムが失われることが原因とされています。

マグネシウム同様カルシウムも日本人の平均的な食事で不足しがちな栄養素です。日本の水はミネラル分の少ない軟水であることや、食生活の欧米化で小魚などを食べる機会が減ったことなどが理由といわれています。こ

カルシウムの1日当たりの必要量

性別	男性		女性	
年齢等	推定平均必要量	推奨量	推定平均必要量	推奨量
18～29歳	650	800	550	650
30～49歳	600	750	550	650
50～64歳	600	750	550	650
65～74歳	600	750	550	650
75歳以上	600	700	500	600

出典：日本人の食事摂取基準（2020年版／厚生労働省）（ミリグラム／日）

むら返りを防ぐためにも、カルシウム豊富な食品を毎日の食事に取り入れましょう。

カルシウムが多く含まれる食品には、**乳製品**（牛乳、ヨーグルトなど）、骨ごと食べられる**小魚**、**大豆食品**、**ゴマ**、**コマツナ**などがあります。特に乳製品のカルシウムは吸収率が高く、**就寝前にコップ1杯の牛乳を飲む**と水分補給にもなり、睡眠中のこむら返り防止にも役立ちます。

カルシウムにかぎらず、ミネラルをとるときに注意したいのは、バランスです。例えばサプリメントなどを利用してカルシウムを極端に過剰摂取すると、マグネシウムの吸収を妨げる恐れもあります。また、加工食品などに多いリンをとりすぎると、カルシウムと結びつき、体外へ排出されてしまいますが、リンはマグネシウムが豊富な玄米や魚の干物、アーモンドなどにも多く含まれています。

「マグネシウム1に対しカルシウム2〜3の比率が理想」ということに留意しながら、いずれかに偏ることなくさまざまな食品から栄養をとることが、こむら返りの防止につながるといえるでしょう。

カルシウムの多い主な食品

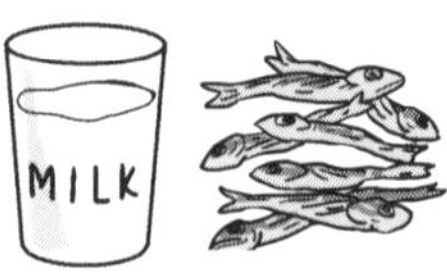

煮干し
（6、7尾10グラム）
220ミリグラム

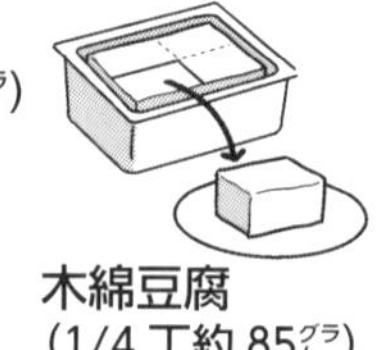

牛乳
（200ミリリットル）
226ミリグラム

プロセスチーズ
（1切れ18グラム）
113ミリグラム

木綿豆腐
（1/4丁約85グラム）
79ミリグラム

出典：日本食品標準成分表2020年版（八訂／文部科学省）

Q70 カリウムはどんな食品に多いですか？

カリウムは、体内ではほとんどが筋肉の細胞の中に存在し、細胞の浸透圧（細胞内外の体液濃度の差）の調整をしています。神経の伝達や筋肉の動きをスムーズにするといった働きもあり、こむら返りの予防のためには欠かせないミネラルです。

また、カリウムはナトリウム（食塩＝塩化ナトリウムが体内で電解質になったもの）が尿とともに排泄（はいせつ）されるのを促進するため、血圧を下げる働きもあります。

野菜や果物、イモ類、ナッツ類、赤身の肉など、さまざまな食品に豊富に含まれており、通常の食事で不足することはまずありません。より効率的にとりたいなら、カリウムは水溶性なので、ゆでたり、水にさらしたりすることで失われるのをさけるため、煮汁もいっしょに食

カリウムの1日当たりの必要量

性別	男性		女性	
年齢等	推定平均必要量	推奨量	推定平均必要量	推奨量
18～29歳	2,500	3,000以上	2,000	2,600以上
30～49歳	2,500	3,000以上	2,000	2,600以上
50～64歳	2,500	3,000以上	2,000	2,600以上
65～74歳	2,500	3,000以上	2,000	2,600以上
75歳以上	2,500	3,000以上	2,000	2,600以上

出典：日本人の食事摂取基準（2020年版／厚生労働省）　（ミリグラム／日）

べられるスープやシチューにしたり、蒸したり、サラダにして生で食べたりするといいでしょう。

生で食べる果物なら、おすすめは**バナナ**です。バナナはカリウムだけでなく、マグネシウムも豊富な果物です。朝食やおやつとして、カルシウムたっぷりの牛乳やヨーグルトとともに食べれば、手軽なミネラル補給食になります。スポーツをするさいの休憩時にバナナをとれば、エネルギー源となる糖質とミネラルの補給もできて、筋肉疲労からくるこむら返りの予防に役立ちます。ハイキングなどにはバナナを持っていくといいでしょう。

もう一つ、夏に出回る**スイカ**も、カリウムが豊富な果物です。スイカは約90％が水分なので、発汗の多い夏の水分補給を兼ねたおやつにぴったりです。

ただし、腎機能が低下している人は、カリウムの摂取量が制限されることがあるので、主治医の指示に従うようにしてください。

カリウムの多い主な食品

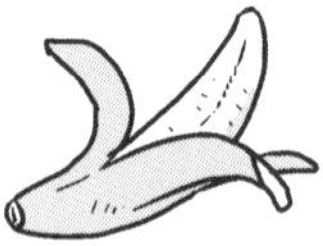

【参考】バナナ1本75グラムに含まれるマグネシウムは24ミリグラム

バナナ
(1本75グラム)
270ミリグラム

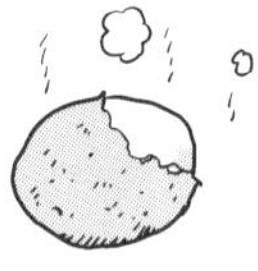

蒸しジャガイモ
(中1個90グラム)
378ミリグラム

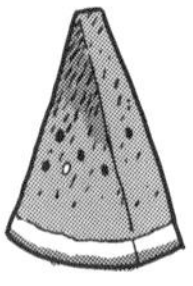

スイカ(1切れ150グラム)
180ミリグラム

【参考】スイカ1切れ150グラムに含まれる水分は134グラム

出典：日本食品標準成分表2020年版（八訂／文部科学省）

Q71 クエン酸がいいと聞いたのですが、どうとればいいですか？

梅干しやレモンの酸っぱい味のもとは、クエン酸です。クエン酸には「キレート作用」といって、カルシウムやマグネシウムなどのミネラルを溶けやすく吸収されやすい形に変える働きがあります。こむら返り予防のためには、ぜひ取り入れたい栄養素です。

昔から、クエン酸を多く含む梅干しは「こむら返りの薬」とされてきました。梅干しは保存が利くうえ、小さく持ち運びしやすいので、日本の登山家は登山中の足の筋肉のつりを防ぐため、必ずといっていいほど山に持っていくといわれています。

実際、こむら返りの治療でよく処方される「クエ

クエン酸の多い主な食品

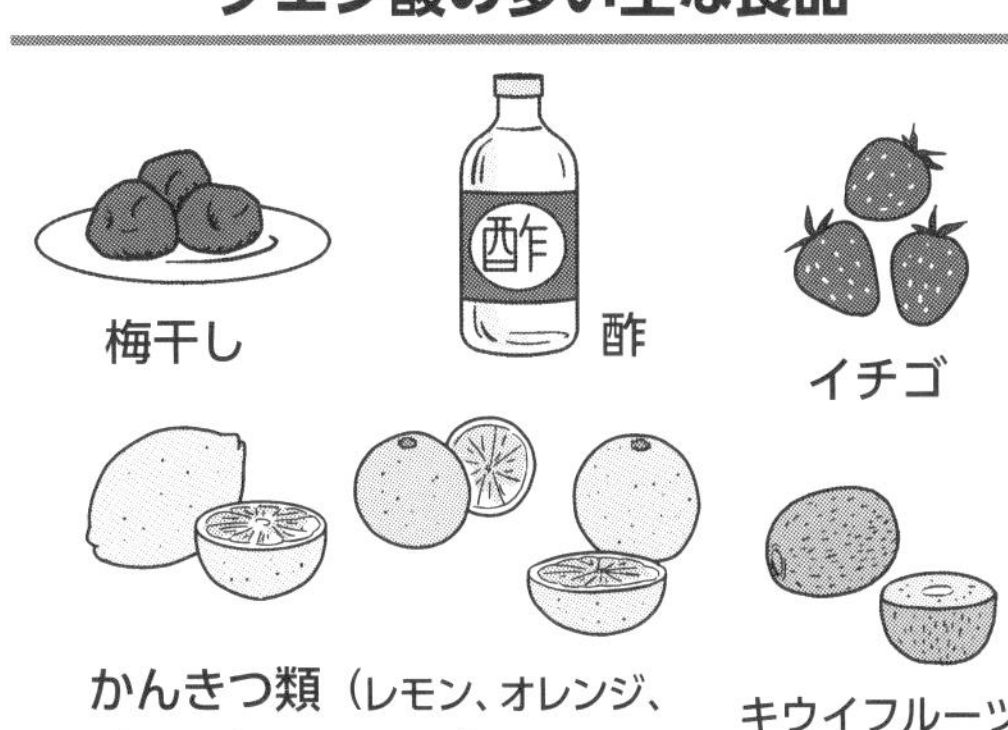

梅酢の作り方

用意するもの

梅（生）：1キロ、氷砂糖：1キロ、酢：1.8リットル、
保存用のガラスビン

❶梅を洗い、ヘタを取って、表面の水分をふき取る。

❷つまようじやフォークで梅を数ヵ所刺す。

❸清潔なビン（金属は不可。カビが出ないよう煮沸消毒＊しておく）に梅と氷砂糖を交互に重ね入れ、酢を注ぐ。

＊フタも忘れずに消毒すること。プラスチック製のものは熱湯で変形する恐れがあるので、度数35度以上の焼酎、ホワイトリカーなどで消毒するといい。

❹ふたをして冷暗所に置き、1ヵ月後から飲める。半年くらい置けば、よりまろやかな味になる。

水や炭酸水で4～5倍に割り、1日コップ1～2杯を目安に飲むといい

ン酸カリウム・クエン酸ナトリウム水和物配合剤」（79ページ参照）という内服薬は、梅干しの成分によく似ています。

クエン酸には疲労回復の効果もあるとされているので、登山やスポーツ時に最適な携行食の一つといえます。

梅干しが酸っぱすぎて苦手なら、梅酢を作ってみましょう。梅と氷砂糖、お酢をビンに入れるだけで簡単に作ることができ、水や炭酸水で割れば、さわやかな梅酢ドリンクができ上がります。スポーツドリンクとして飲んでもいいでしょう。

Q72 スポーツドリンクがいいと聞きましたが、本当ですか？

スポーツドリンクには、水分と、汗をかくと失われる塩分のほか、各種ミネラル、ミネラルの吸収を助けるクエン酸、腸に作用して塩分や水分を吸収しやすくする糖類（砂糖や果糖など）も含まれています。汗をかいたときにスポーツドリンクを飲めば、汗とともに失われた水分やミネラルを補給できます。ただし、５００ミリリットルのペットボトル中に20～30グラムもの糖分が含まれているものもあり、毎日飲みつづけていると、糖分のとりすぎになりかねません。また、人間の汗と比べると、含まれるミネラルが少ないので、特に大量に汗をかいたときはさらにミネラル補給が必要です。そういった特徴に注意しながら、汗をかいたときの水分補給として利用してください。

似た飲料に**経口補水液**がありますが、こちらは、水にミネラルとブドウ糖を一定の割合で配合し、体液とほぼ同じ浸透圧になるよう調整されています。吸収率が高く吸収速度が非常に速いという特徴があるため「飲む点滴」ともいわれており、暑さ・発熱による大量発汗、下痢（げり）、嘔吐（おうと）などによって脱水症状*が現れたときの水分補給に適し

＊脱水症の症状＝軽度でめまい、こむら返りなど。中等度で頭痛、吐きけ、倦怠感など。高度（意識障害やけいれんなど）の場合は、直ちに救急車を呼ぶこと。

ています。ただ、スポーツドリンクよりも糖分は少ない一方、塩分が多く含まれているので、汗をかいていないのに常用したり、一度に大量に飲むと塩分や糖分の過剰摂取になる恐れもあります。経口補水液は、大量に汗をかいたときにだけ飲むようにしましょう。

なお、補水液は手作りすることもできます。水・食塩・砂糖があればすぐ作れるので、左図を参考に試してみてください。クエン酸を含む梅酢（122ページ参照）やレモン果汁などを加えてもいいでしょう。

手作り補水液の作り方

用意するもの

水1リットル、食塩2グラム（小さじ5分の2）、砂糖30～60グラム（大さじ3～6）、保存用のピッチャーなど

材料をすべて容器に入れ、よくまぜて溶かす。冷蔵庫に入れて1～2日以内に飲む。

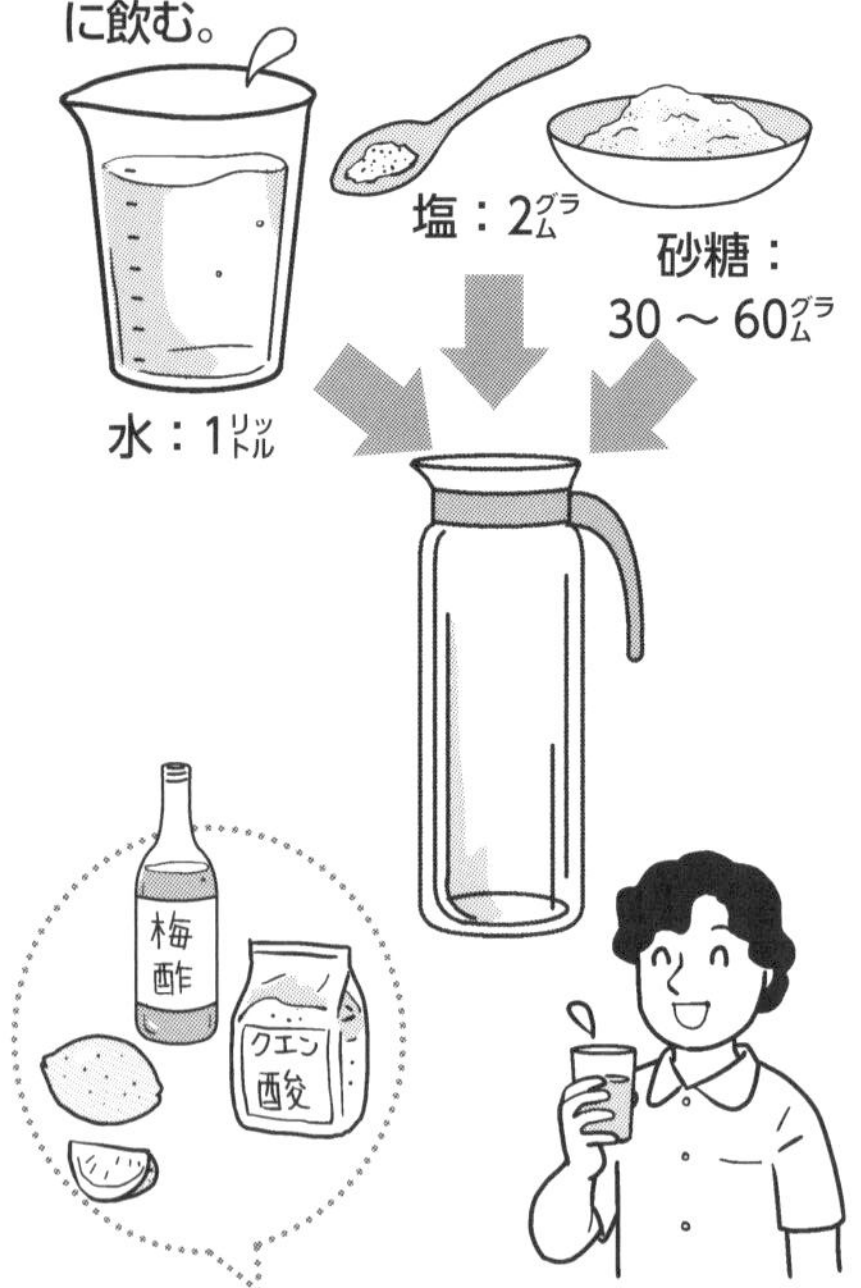

レモン、梅酢（122ページ参照）、クエン酸（食用のもの）を加えてもいい。梅酢を加える場合は、少し砂糖を控えめに。スポーツドリンクや補水液の常用は、塩分や糖分のとりすぎになる恐れがあるので、あくまでも大量発汗時の対策として利用すること。

Q73 ほかに、こむら返り予防に役立つ食品はありますか？

こむら返り予防にマッサージやウォーキングなどのセルフケアが効果的なのは、血流がよくなり、全身に酸素や、ミネラル、ビタミンなどの栄養素が行き渡ることで筋肉の収縮・弛緩を監視する神経が正常に働けるようになるからです。毎日の食事でも、血流を改善する効果のある食べ物を意識してとるようにしましょう。

例えば、**酢**に含まれるクエン酸や酢酸にはミネラルの吸収を助ける働きがあります。そのほかにも、血糖値や血圧を下げ、血小板が固まるのを防ぎ、血液をサラサラにする効果もあり、血流改善には持ってこいです。酢の物やサラダ、ピクルスなどでとるといいでしょう。

大豆食品に含まれるイソフラボン、**タマネギ**に含まれるケルセチン、**ショウガ**に含まれるジンゲロールやショウガオールは、いずれもポリフェノールという物質の仲間です。ポリフェノールは植物の苦みや色素の成分で、抗酸化作用（活性酸素などの有害物質を無害な物質に変える作用）が強く、動脈硬化を予防したり、血流をよくするのに役立ちます。

タマネギ、**ネギ**、**ニラ**、**ニンニク**などの独特のにおい成分である硫化アリルにも、血管を広げたり、血液をサラサラにしたりする効果があります。また、新陳代謝や神経の伝達をよくするビタミンB_1の吸収を促す作用もあり、ビタミンB_1豊富な**豚肉**や**レバー**、**大豆食品**などと組み合わせるといいでしょう。硫化アリルは水溶性なので、例えば、タマネギの辛みをとるために水にさらすときも時間を短くしたり、炒め物や汁ごと食べられる煮物やスープにしたりすることで、無駄なくとることができます。

納豆も、血流をよくするためには毎日とりたい食品です。納豆には前述のポリフェノール（イソフラボン）が含まれるほか、ネバネバの部分にナットウキナーゼという酵素が含まれており、血液中の血栓（血液の塊）を溶かしてくれるのです。納豆に血液サラサラ効果のある硫化アリルたっぷりの刻みネギを入れれば、血流改善効果がいっそうアップします。

魚油（特にイワシやサバ、サンマなどの青魚）に含まれる**DHA**（ドコサヘキサエン酸）と**EPA**（エイコサペンタエン酸）も、忘れずに取り入れたい成分です。DHAは血管の弾力性を高め、EPAは血栓を予防して血液をサラサラにし、血流をよくしてくれます。DHA・EPAがたっぷり含まれ、1年を通して手に入りやすい**サバ**の

血流改善に役立つ主な食品

酢
酢
（クエン酸）
大豆
（ポリフェノール）
納豆
（ポリフェノール、
ナットウキナーゼ）
タマネギ
（ポリフェノール、
硫化アリル）
ショウガ
（ジンゲロール）
魚油
（DHA、EPA）
アマニ油
（α-リノレン酸）

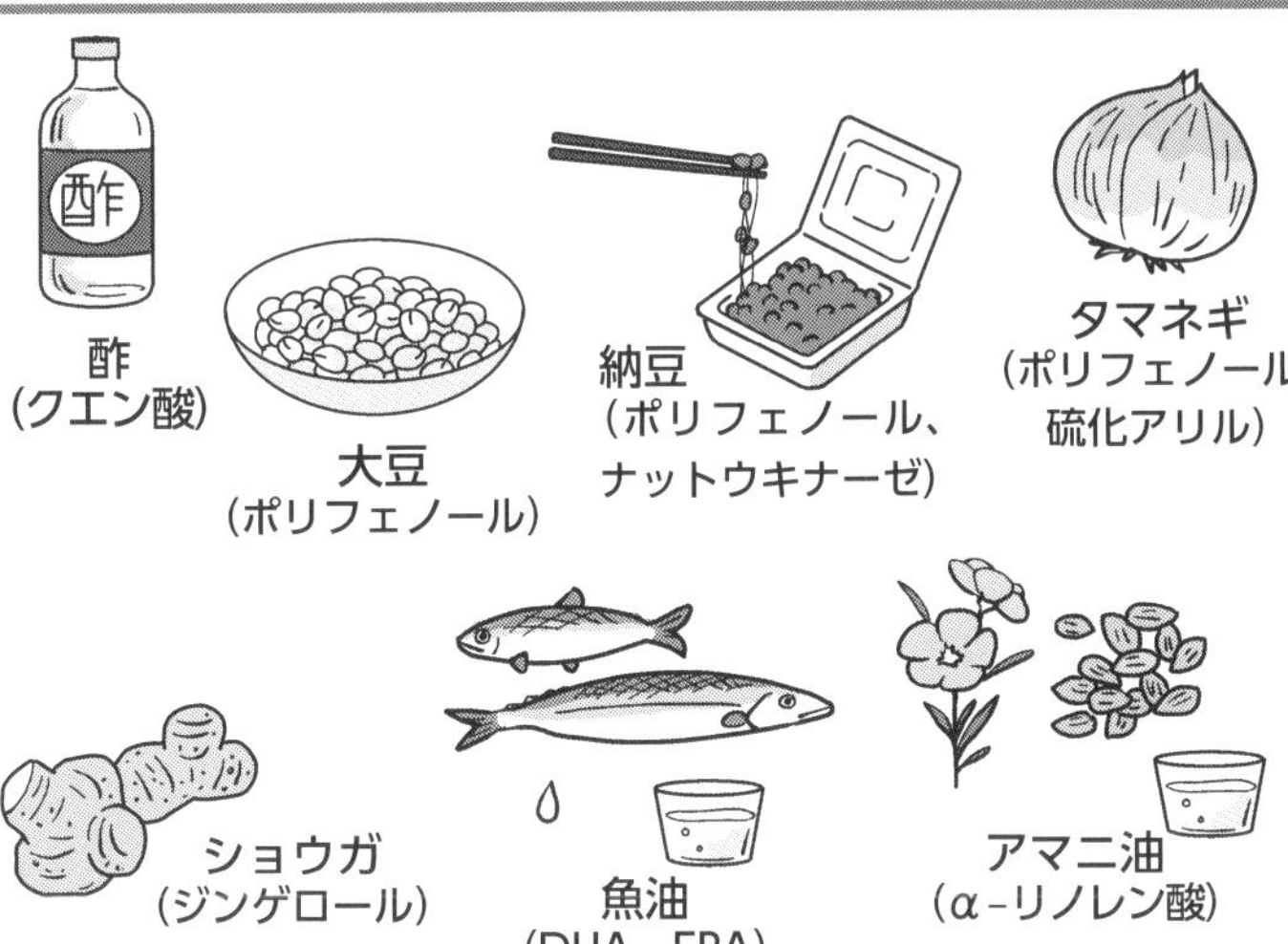

水煮缶などを利用すれば、毎日の献立でらくに摂取することができます。

植物油の**アマニ油やエゴマ油**もおすすめです。これらの油に多く含まれる**α（アルファ）・リノレン酸（オメガ3系脂肪酸）**は、体内でＤＨＡやＥＰＡに変換される性質があり、血管の健康に役立つとして今注目の油です。α‐リノレン酸は体内で合成できず、食品からとる必要がありますが、アマニ油かエゴマ油を**1日に小さじ1杯程度**で、必要量をとることができます。α‐リノレン酸は光や熱に弱く酸化しやすいので、なるべく加熱せずに、サラダのドレッシングにしたり、納豆にまぜたり、おひたしなどの料理にかけたりしてとるといいでしょう。

Q74 タウリンという栄養素が筋肉のつりを防ぐと聞きました。くわしく教えてください。

タウリンはアミノ酸に似た物質で、内臓や各種の組織など体全体に広く含まれ、体内環境を一定に保つ働きがあるほか、神経伝達物質としても働きます。

肝臓病や妊娠中・授乳中では不足することがあり、薬として処方されることもありますが（75ページ参照）、通常は不足することはあまりありません。意識して補いたいときは、イカやタコのほか、ホタテ、カキ、アサリなどの貝類をとるといいでしょう。水に溶けやすいので、加熱するなら汁もいっしょにとれるみそ汁やスープ、冬ならば鍋などもおすすめです。タウリンが含まれる栄養ドリンクで補給することもできますが、とりすぎると下痢（げり）や吐きけが起こることがあるので飲みすぎないように注意してください。

タウリンの多い主な食品

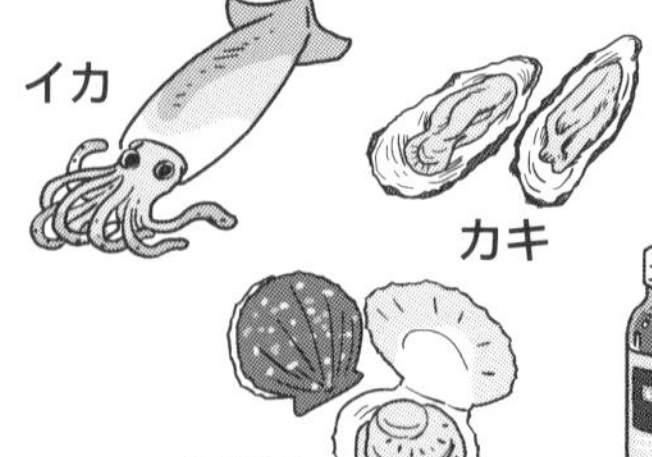

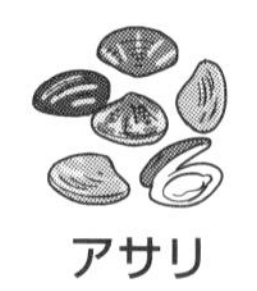

ホタテ

タウリン入りの栄養ドリンク

Q75 ビタミンDもこむら返りに効くそうですが、どう補えばいいですか？

ビタミンDはカルシウムの吸収を促す働きのある栄養素です。カルシウムは筋肉の収縮や神経伝達のための重要な働きをするミネラルなので、ビタミンDはこむら返りにも大いに関係があります。食品から取り入れるほか、紫外線を浴びると皮膚で合成されるという、ほかのビタミンにはない特徴があるため、日中に日常的に外出している人で、偏った食事をしていなければ、不足することはあまりありません。

ただ、**高齢者などで家にこもりがちな人、日焼けを気にして紫外線を極端にさけている人などは**、ビタミンDが不足してしまう恐れがあります。不足すればカルシウムが十分に吸収できなくなり、こむら返りが頻発するばかりか、骨がもろくなって骨粗鬆症（こつそしょうしょう）になりかねません。1日15分から30分程度でもいいので外で日光を浴びるよう心がけるとともに、食品から意識してビタミンDをとる必要があります。

ビタミンD豊富な食品は比較的かぎられています。**イワシ、サケ、カツオ、サンマ**などの魚類や、**干しキクラゲ、干しシイタケ**などの干したキノコです。しかし、たく

ビタミンDの多い主な食品

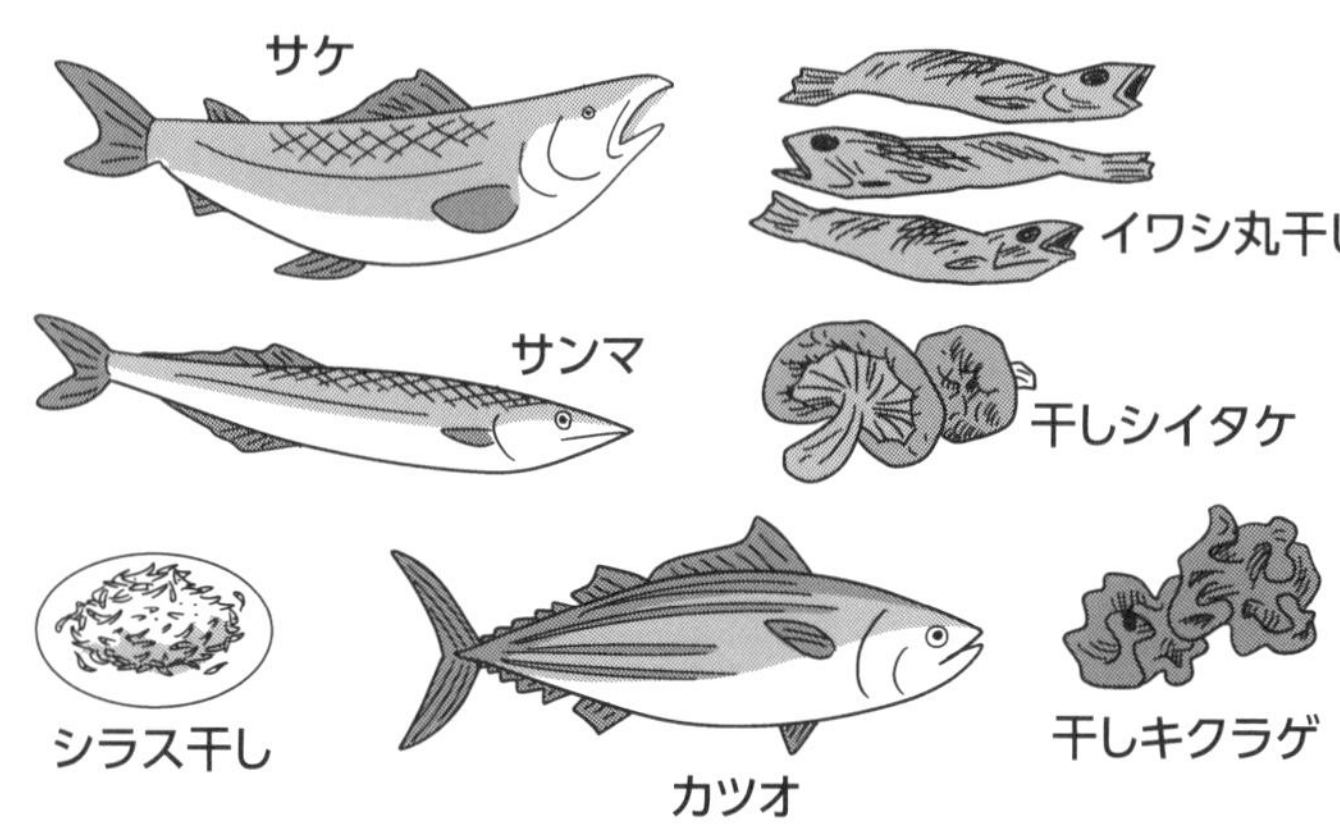

さんの量を食べる必要はありません。成人の1日の摂取量の目安は、男女とも5・5マイクログラム（耐容上限量*は100マイクログラム）で、例えば焼きサケ1切れ約85グラムにはビタミンDが約32マイクログラム含まれており、十分な量をとることができます。

　キクラゲやシイタケなどのキノコは、天日干しするとビタミンDが増える性質があります。手に入りやすく保存も利く干しキクラゲや干しシイタケを献立に取り入れるといいでしょう。市販の干しキノコの中には、天日に干さずに機械で乾燥され、ビタミンD含有量が少ないものもありますが、調理前に1〜2時間天日干しすると、ビタミンDを増やすことができます。

　なお、ビタミンDは油に溶ける性質があるので、油炒めや揚げ物など、油を使った調理をすると吸収率がアップします。

＊耐容上限量：健康障害をもたらすリスクがないと見なされる習慣的な摂取量の上限量。栄養素を摂取するさいの指標の一つ。

第10章

こむら返りを招く「腰部脊柱管狭窄症」についての疑問13

Q 76
ふくらはぎのこむら返りが腰椎の異常で起こると聞きました。本当ですか？

腰部脊柱管狭窄症（せきちゅうかんきょうさくしょう）は、腰椎（ようつい）（背骨の腰の部分）の脊柱管（背骨の神経の通り道）が狭まり、神経が圧迫される病気です。腰痛や腰の重だるさ、下肢（かし）のしびれや痛みといった症状のほか、こむら返りが起こることもあります。*腰部脊柱管狭窄症の患者さんの約7割にこむら返りが見られるという報告もあり、そのほとんどが就寝中に起こり、頻度としては週に1回以上という人が少なくありません。

下肢の神経（坐骨神経）

（背中側）

坐骨

坐骨神経

腰椎が障害されてこむら返りが起こる理由は、腰と足に密接な関係があるからです。

まず、神経を見てみると、腰椎の神経は坐骨（ざこつ）神経につながっています。坐骨神経は腰

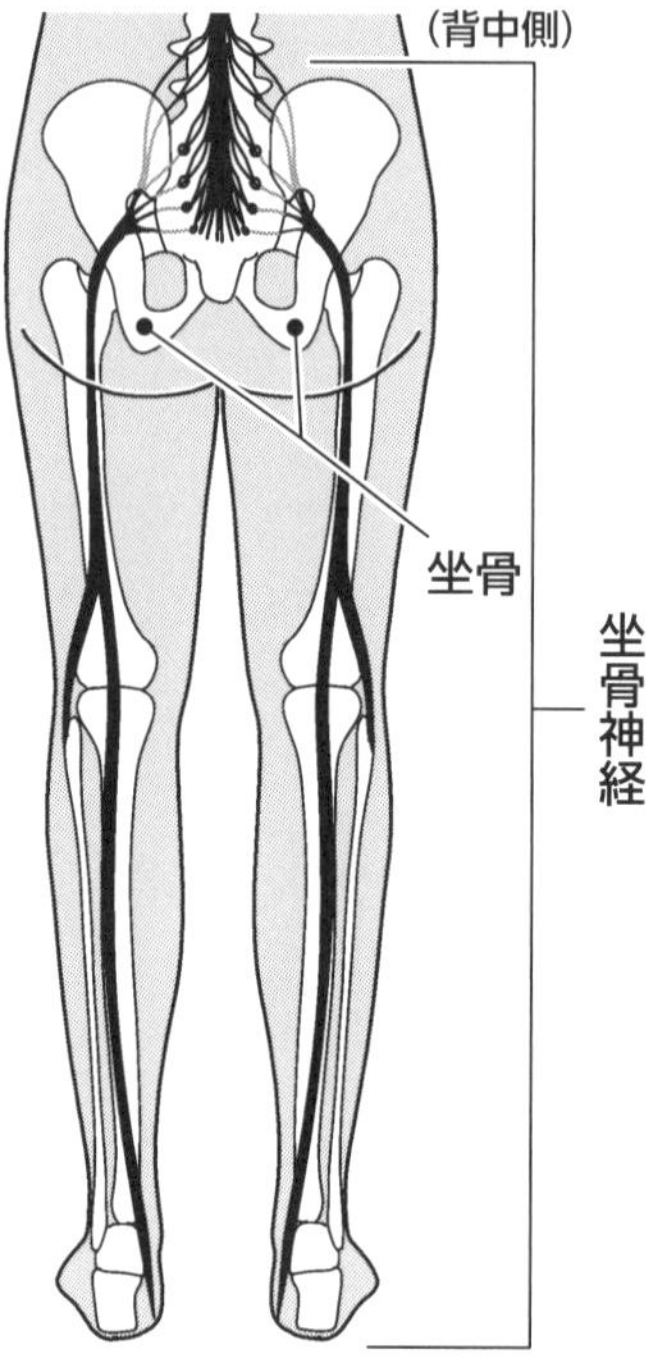

＊Matsumoto M et al. Nocturnal leg cramps: a common complaint in patients with lumbar spinal canal stenosis. Spine 2009; 34: E189-E194

から太ももの裏、ひざ裏、ふくらはぎ、足首を通り、爪先まで伸びる長い神経です。腰椎で神経が締めつけられると坐骨神経を通じて影響が下肢全体に及ぶことから、こむら返りにも関係すると考えられます。

筋肉も足腰でつながっています。ふくらはぎの腓腹筋はひざ裏で太もも裏のハムストリングスに、太もものつけ根（大腿骨の内側）にある大腰筋は腰椎につながっています。通常は、これら足腰の筋肉が柔軟に連携して働き、姿勢を保っています。

ところが、腰部脊柱管狭窄症では腰を丸めると症状が和らぐので、どうしても**前かがみになりがち**です。すると、体のバランスを取るために、おのずと下肢の裏側の筋肉に負担がかかり、緊張してしまいます。実際、腰部脊柱管狭窄症の患者さんを診察すると、ひざや太ももの裏側、ふくらはぎが緊張してこわばっている人がよく見られます。これが筋肉疲労や血流不足につながり、筋紡錘・腱紡錘が誤作動を起こし、脊髄との連絡がうまくいかなくなるコミュニケーションエラーによりこむら返りを招くと考えられます。

下肢の筋肉

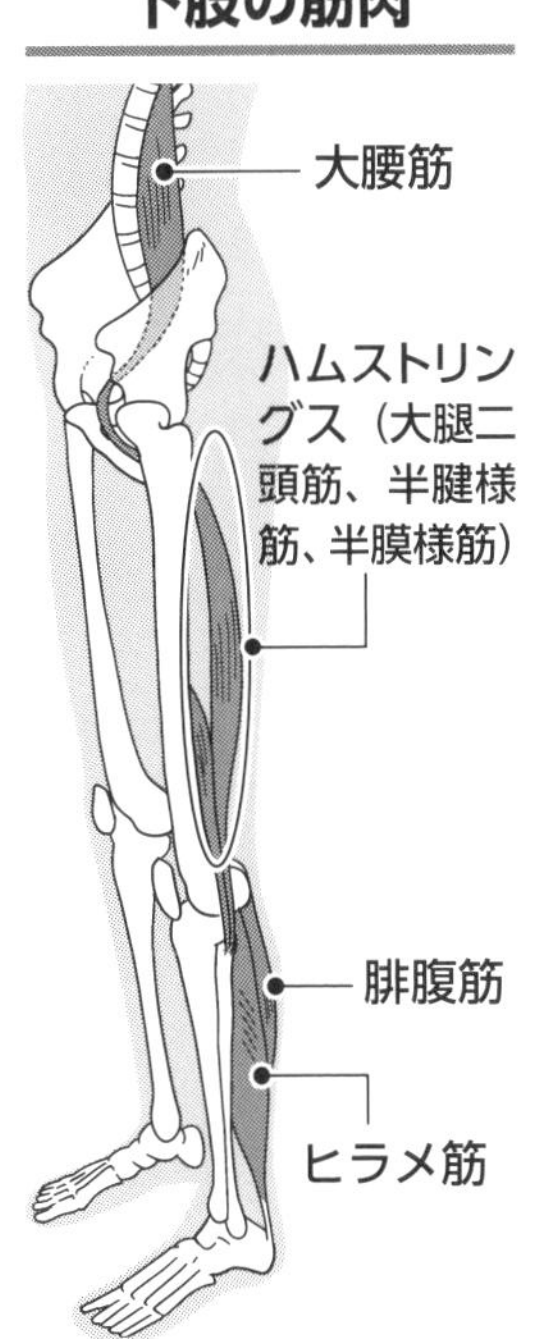

Q77 こむら返りの原因となる「腰部脊柱管狭窄症」とはどのような病気でしょうか？

背骨は1本の骨ではなく、椎骨という小さな骨が積み重なってできています。背骨の中央には、縦に走るトンネルのような脊髄の通り道があり、これを「脊柱管」といいます。「腰部脊柱管狭窄症」は、腰の部分で脊柱管が狭まることで神経が締めつけられ、さまざまな症状が現れる病気です。

腰部脊柱管狭窄症の主な原因は加齢です。年を取ると黄色靭帯（脊柱管の背中側にある丈夫な線維組織）がたわんで分厚くなったり、椎骨に変形・ズレが起こったり、椎間板が膨らんだりといったことが起こりやすくなり、脊柱管を狭めてしまうのです（次㌻の図参照）。そのため、腰部脊柱管狭窄症は50歳以上の中高年に多く見られます。

脊柱管が狭まると、神経とともに血管も圧迫されて血流が悪くなるため、神経に十分な酸素や栄養が行き届かなくなります。すると、腰に重だるい痛みや張りを感じたり、坐骨神経（132㌻参照）を通じて下肢に影響が及んだりすることから、太ももやふくらはぎ、足裏のしびれや痛み、こむら返りといった症状が現れるのです。

脊柱管狭窄症の原因

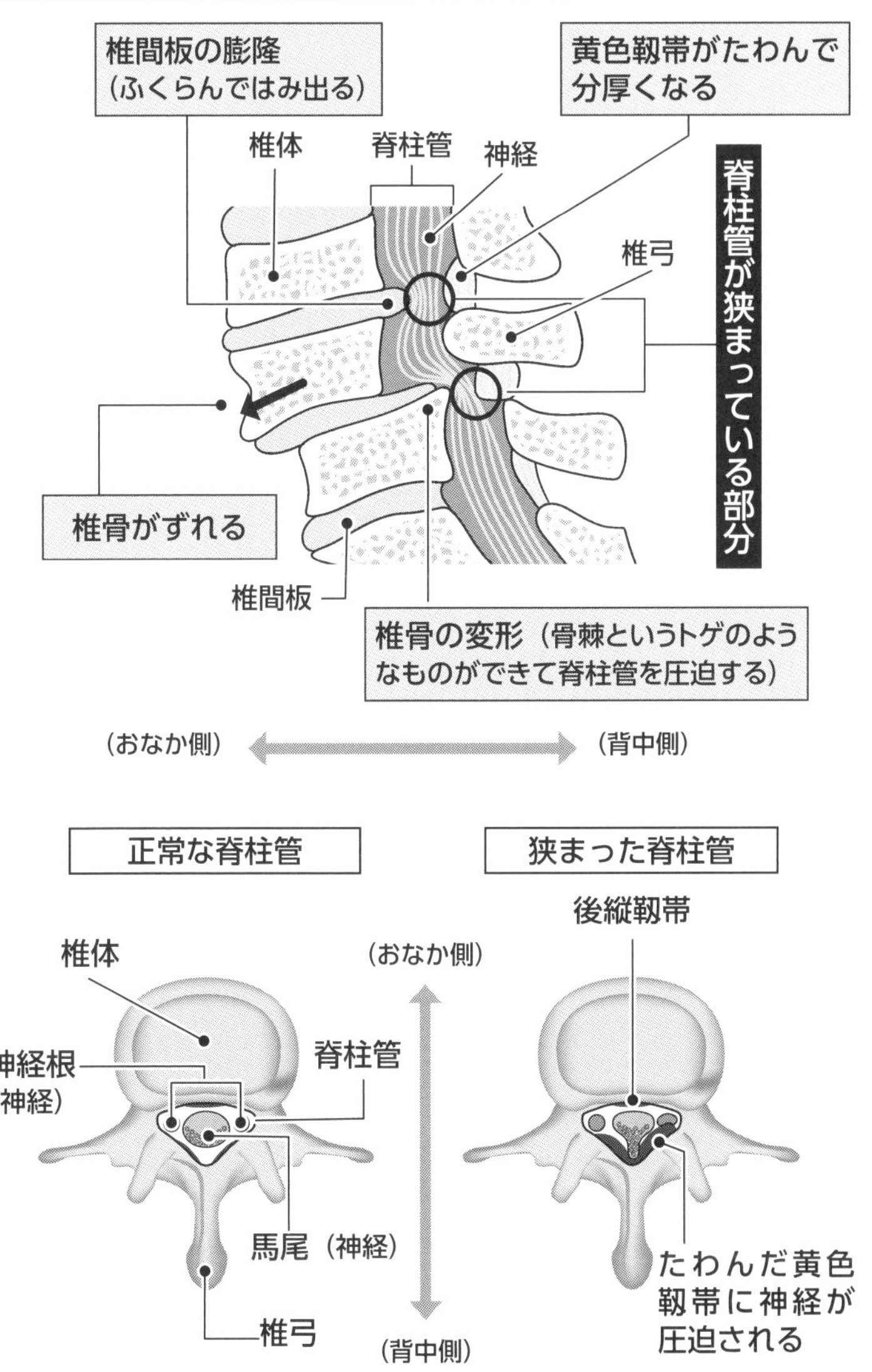
椎間板の膨隆
(ふくらんではみ出る)
黄色靭帯がたわんで
分厚くなる
椎体
脊柱管
神経
脊柱管が狭まっている部分
椎弓
椎骨がずれる
椎間板
椎骨の変形 (骨棘というトゲのようなものができて脊柱管を圧迫する)
(おなか側)
(背中側)
正常な脊柱管
狭まった脊柱管
後縦靭帯
椎体
(おなか側)
神経根
(神経)
脊柱管
馬尾 (神経)
椎弓
(背中側)
たわんだ黄色
靭帯に神経が
圧迫される

Q 78 脊柱管狭窄症では、こむら返り以外にどんな症状が現れますか？

腰部脊柱管狭窄症は腰椎（背骨の腰の部分）で脊柱管が狭まることで神経が締めつけられるため、腰から下肢にかけてさまざまな症状が現れます。症状には個人差がありますが、ギックリ腰のような鋭い腰痛というよりは、**腰に重だるさや張りを感じる人が多く、下肢にはしびれや痛みも現れます。しばらく立っていた後や歩いた後に、症状が出たり強まったりすることも特徴です。**

最も特徴的な症状は、しばらく歩くと太ももやひざから下の足にしびれや痛みなどの症状が出て休まざるを得なくなる、**間欠性跛行**です。

こむら返りが頻繁に起こるほかに、足にしびれや痛みがあり、間欠性跛行などの症状が続くなら、整形外科を受診してください。治療せず放置したまま病気が進行した場合、足に力が入らなくなって**マヒ**したり、**肛門周辺にほてりを感じたり**する症状や、**尿や便が出にくくなる**、逆に**尿もれ・便もれ**するといった排尿・排便障害の症状が現れ、手術が必要になることもあります。

Q79 足がしびれて歩けなくなることがあります。こむら返りと関係ありますか？

歩くと足にしびれや痛みなどが出て、少し休むとまた歩けるようになる症状を「間欠性跛行」といい、腰部脊柱管狭窄症の特徴的な症状です。

歩行中に症状が出て、前かがみになったり腰かけたりして休むと治まり、また歩けるようになるものの、しばらく歩くとまたしびれや痛みが現れるといったように、症状が一定の時間をおいて起こったりやんだりします。続けて歩ける距離は数百～数十メートルで、病気が進むと、だんだん歩ける距離が短くなってきます。

間欠性跛行は、脊柱管が狭まることによって神経が締めつけられてうまく働かなかったり、下肢の血流が悪化したりしていることの現れです。間欠性跛行とこむら返りがよく起こっているならば、脊柱管の締めつけからきているものと考えられます。

ただ、下肢の動脈硬化で血流が悪化する**閉塞性動脈硬化症（末梢動脈疾患）**でもこむら返りや間欠性跛行が起こります。この病気ではしびれよりも痛みが強く、前かがみにならなくても、立ち止まるだけで痛みが治まるという違いがあります。

Q 80
脊柱管狭窄症でこむら返りが起こりやすくなるのはなぜですか？

腰部脊柱管狭窄症で脊柱管が狭まり、腰椎（背骨の腰の部分）で神経が締めつけられると、坐骨神経（腰から下肢背面を通り爪先まで伸びる長い神経）にも影響が及びます。神経にも血管が通っているので、締めつけられることで血流不足となり、神経がうまく機能しなくなったり、過敏になったりするのです。

坐骨神経は、感覚神経（体の各部の感覚を脳などの中枢神経系へ伝える神経）と運動神経（脳などの中枢神経系の指令を体の各部へ伝える神経）の両方の機能を持っています。このうち感覚神経がうまく働かなくなると、しびれや痛みを感じたり、ときには冷えやほてりを感じたりすることもあります。一方、運動神経に影響が及ぶと、足に力が入りにくくなったり、つまずきやすくなったりします。

血流不足から坐骨神経がうまく働けない状態になっているところに、筋肉疲労やミネラルバランスのくずれといった要因が加わると、ちょっとしたきっかけで筋紡錘・腱紡錘が誤作動を起こしやすくなり、こむら返りにつながると考えられます。

Q81 脊柱管狭窄症で起こるこむら返りに特徴はありますか？

背骨を通る脊髄（脳から続く中枢神経）は、各椎骨から枝分かれして体の各部位へとつながっています。それぞれの神経がどの筋肉を支配しているかはおおむね決まっており、これを「ミオトーム（筋支配域）」といいます（165ページ参照）。

腰部脊柱管狭窄症で脊柱管の狭窄（狭まること）が最も起こりやすいのは、5つある腰椎（背骨の腰の部分）のうち上から4番めと5番めの間、次いで5番めと仙骨（骨盤の背中側中央の平らな骨）の間です。ここから出る神経が主に支配しているのはふくらはぎの内側・外側、すねなので、腰部脊柱管狭窄症ではこれらの部位にこむら返りが起こりやすくなります。

これに加えて、腰部脊柱管狭窄症の人は腰の重だるさや痛みを和らげるために前かがみになりがちで、前に偏った重心のバランスを取るために、ふくらはぎの筋肉が緊張してしまいます。そのため、ふくらはぎにいっそうこむら返りが頻発しやすくなります。

Q82 自分が脊柱管狭窄症かどうか、どう見分ければいいですか？

腰部脊柱管狭窄症の診断基準は下の表のように定義されていますが、自己チェックで確かめたい人は、次ページの「自己チェック表」を試してみてください。整形外科医が診断のさいに用いる「腰部脊柱管狭窄診断サポートツール」（日本脊椎脊髄病学会）を改変したものです。

診断を確定するには脊椎の専門医を受診する必要がありますが、ある程度の目安になるでしょう。❶〜❾まで順に回答していきますが、❽のATR（アキレス腱反射テスト）と❾のSLR（下肢伸展挙上テスト）は自分1人で行うのは難しいので、家族などほかの人に手伝ってもらいましょう。もしも合計点が4点以上になった場合、脊柱管が狭まっている疑いがかなり強いので、早めに整形外科医を受診してください。

腰部脊柱管狭窄症の診断基準

1	殿部から下肢の疼痛やしびれを有する
2	殿部から下肢の症状は、立位や歩行の持続によって出現あるいは増悪し、前屈や座位保持で軽減する
3	腰痛の有無は問わない
4	臨床所見を説明できるMRIなどの画像で変性狭窄所見が存在する

『腰部脊柱管狭窄症診療ガイドライン2021改訂第2版』
(日本整形外科学会・日本脊椎脊髄病学会監修)

腰部脊柱管狭窄の有無を調べる自己チェック表[*1]

質問	配点		点数記入欄
❶ 年齢は?	60 歳未満	0点	
	60〜70 歳	1点	
	71 歳以上	2点	
❷ 糖尿病の病歴は?	あり	0点	
	なし	1点	
❸ 間欠跛行（こま切れにしか歩けなくなる症状）は?	あり	3点	
	なし	0点	
❹ 立っていると足やお尻の痛みが強くなる	あり	2点	
	なし	0点	
❺ 前かがみになると足やお尻の痛みが軽くなるか?	あり	3点	
	なし	0点	
❻ 前屈（腰を前に曲げる）をすると足やお尻の痛みが現れるか?	あり	−1点	
	なし	0点	
❼ 後屈（腰を後ろに反らす）をすると足やお尻の痛みが現れるか?	あり	1点	
	なし	0点	
❽ ATR（アキレス腱反射テスト）の低下・消失はあるか?（下図参照）	あり	1点	
	なし	0点	
❾ SLR（下肢伸展挙上テスト）の結果は?（下図参照）	陽性	−2点	
	陰性	0点	
		合計	点

4点以上なら脊柱管狭窄が強く疑われる。

チェック表はあくまで目安です。診断を確定するには整形外科を受診してください。医療機関では上記チェックのほかに ABI（上下肢血圧測定=上腕と足首の血圧を同時に測定し血流障害を調べる）も行われ、より正確に判定されます。

ATR（アキレス腱反射テスト）[*2]

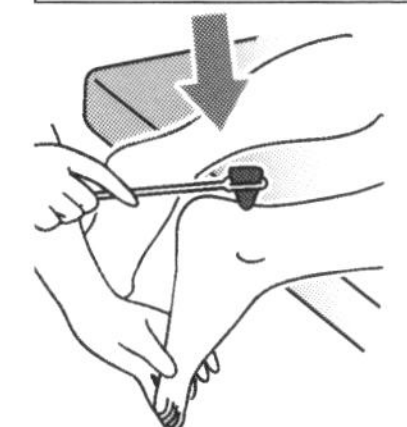

アキレス腱をゴム製のハンマーで軽くたたき、反射的に足先が動けば「反射あり」、動かなければ「反射なし」。

SLR（下肢伸展挙上テスト）

あおむけでひざを伸ばしたまま、片足を床から 30 〜 60 度上げたとき、足腰に痛みやしびれが生じれば「陽性」で、腰部脊柱管狭窄ではなく腰椎椎間板ヘルニアの疑いがある。[*3]

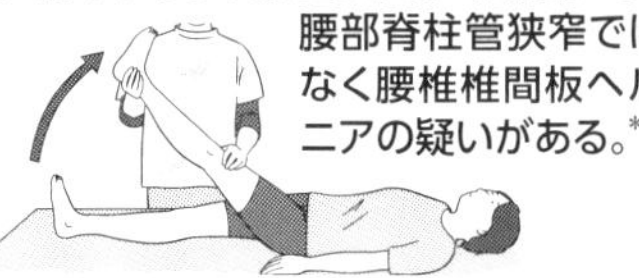

*1「腰部脊柱管狭窄診断サポートツール」（日本脊椎脊髄病学会）より引用・改変　*2 膝蓋腱反射と同じメカニズム（78ページ参照）。反射がなければ第5腰椎・仙骨間の狭窄の疑い　*3 第4・第5腰椎間、第5腰椎・仙骨間のヘルニアの疑い

Q83 脊柱管狭窄症の診察では、どのような検査が行われますか？

患者さんからくわしく症状などを聞く問診、目で見たり体に触れたりして調べる視診・触診などの後に、運動検査として、実際に患者さんに立ったり歩いたりしてもらい、症状が現れるかどうかを調べます。足腰のしびれや痛み、間欠性跛行（こま切れにしか歩けなくなる症状）といった症状が、ほかの病気（閉塞性動脈硬化症など）によるものかどうかを確認するのに役立ちます。

医師が患者さんの体に力を加えたり、動かしたりするＡＴＲ・ＳＬＲ（前ページ参照）、立って腰を後ろに反らせて痛みの広がりを調べるケンプテスト、あおむけに寝て片足の股関節とひざを直角に曲げた状態から少しずつ伸ばし、痛みが出るかを見るラセーグテストなども行い、ほかの病気の可能性の有無などを探っていきます。

よりくわしく調べる必要がある場合は、レントゲン（Ｘ線）、ＭＲＩ（磁気共鳴断層撮影）、ＣＴ（コンピュータ断層撮影）といった画像検査を行い、背骨の状態や、脊柱管がどこでどの程度狭まっているかなどを確認します（次ページ参照）。

画像検査の画像例（レントゲン・CT・MRI）

単純レントゲン（X線）

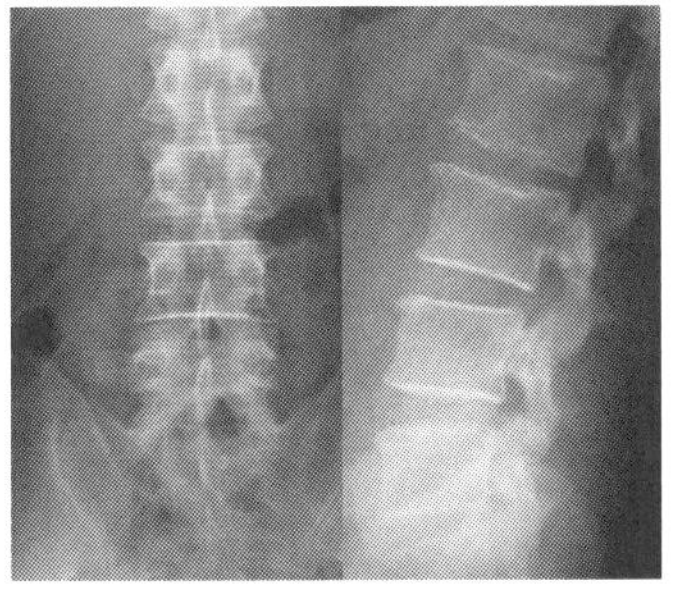

X線で透視し、骨の状態を調べる。椎骨のズレ、変形、靱帯（骨と骨をつなぐ丈夫な線維組織）の骨化などを確認できる。

CT（コンピュータ断層撮影）

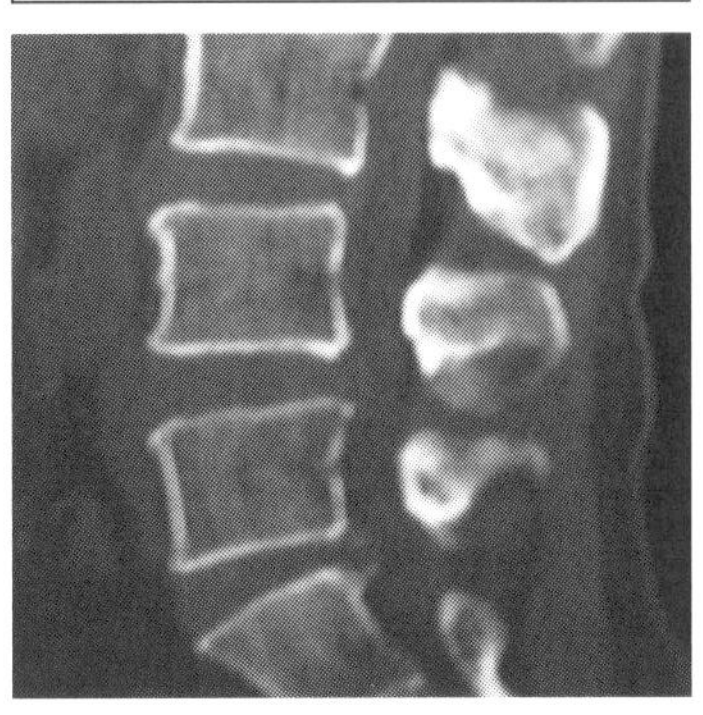

体の周囲で装置を回転させながらX線を当て、データをコンピュータで解析して断層画像を作る。単純レントゲン（X線）よりも詳細な骨の画像が得られる。

MRI（磁気共鳴断層撮影）

強い磁気を体に当て、得られたデータをコンピュータで解析して断層画像を作る。椎間板（軟骨）・筋肉・神経など、軟らかい組織も鮮明に映し出すことが可能。

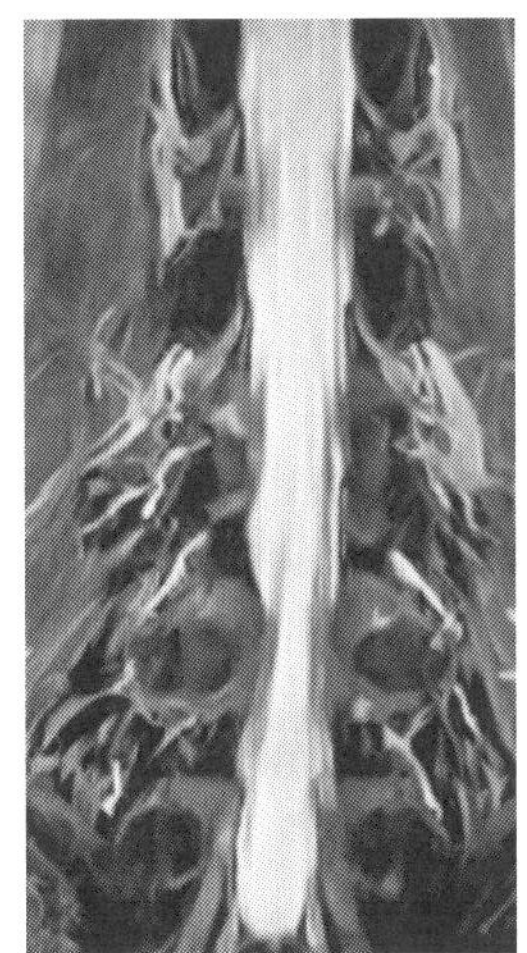

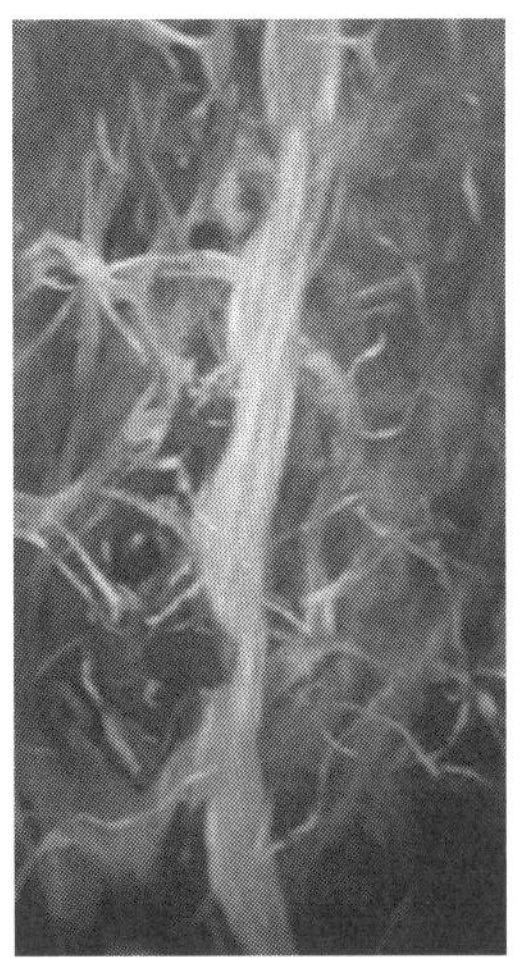

Q84 脊柱管狭窄症ではどのような治療が行われますか？

ほとんどの場合、治療は保存療法（手術以外の方法）から始まります。保存療法には薬物療法・運動療法・理学療法・ブロック注射などがありますが、単独で行われることはあまりありません。まずは薬やブロック注射で症状を軽減したうえで、軽い運動療法を始めるといった形で治療が進みます。保存療法を3～6ヵ月程度続けても効果がない場合や、数メートルしか歩けないような重度の間欠性跛行（こま切れにしか歩けなくなる症状）、足のマヒ、排尿・排便障害が現れた場合は、手術が検討されます。

①薬物療法……しびれや痛みに対してよく用いられるのは、患部の炎症を鎮めて痛みを抑える非ステロイド性消炎鎮痛薬（NSAIDs）、血管を広げて血流をよくすることでしびれ・痛みを軽減する血管拡張薬（プロスタグランジンE1製剤）、痛みを脳に伝える神経に作用する神経障害性疼痛治療薬（プレガバリンなど）などです。通常は、症状に合わせて複数の薬を組み合わせて処方されます。

②運動療法……薬物療法で症状が落ち着いたら、運動療法を始めます。運動療法には

症状を和らげ体の機能を向上させる効果があると多くの研究で確認されており、『腰部脊柱管狭窄症診療ガイドライン2021改訂第2版』（日本整形外科学会・日本脊椎脊髄病学会監修）でも有望とされています。運動といっても息が上がるようなものではなく、軽い体操やストレッチ、ウォーキングで十分効果があります。

③装具療法・理学療法……装具療法は医療用コルセットで腰部を固定し、腰椎にかかる負担を減らすものです。痛みや間欠性跛行を軽減する効果がありますが、長く使いつづけると筋肉が落ちてしまい、かえって症状が悪化する恐れがあるので、漫然と使いつづけるのはおすすめしません。

このほか、専用の器具で背骨を引っぱる牽引療法や、ホットパックなどで患部を温める温熱療法、超音波で血流を促し症状を緩和するとされる超音波療法などもありますが、いずれも十分な科学的根拠に乏しいとされています。1〜2ヵ月続けても効果が感じられなければ、ほかの治療に切り替えたほうがいいでしょう。

④ブロック注射……痛みのある部位の神経の近くに局所麻酔薬などを注射する治療法で、速効性があり副作用も少ない方法です（62ページ参照）。強い痛みに劇的な効果がありますが、長期的に効果が続くわけではありません。強い痛みが治まったら、運動療法などに切り替えていくことになります。

Q85 脊柱管狭窄症が原因のこむら返りはどうすれば防げますか？

腰部脊柱管狭窄症で脊柱管が狭まると、神経や血管が締めつけられて下肢の血流が不足し、神経の働きが悪くなるため、こむら返りが起こりやすくなります。

つまり、「脊柱管を広げる」と「血流をよくする」の2つの対策を行えば、腰部脊柱管狭窄症のしびれや痛みなどの症状を和らげ、間欠性跛行（こま切れにしか歩けなくなる症状）を改善すると同時に、こむら返りを防ぐ効果も期待できます。

腰部脊柱管狭窄症の症状は、少し前かがみになったり、腰を丸めたりすると治まります。これは、前かがみになると脊柱管が広がり神経の締めつけがゆるむためです。

そこでおすすめしたいのは、脊柱管を広げ、同時に血流をよくするストレッチです。

次ページから紹介する「あおむけひざ抱え」「座っておじぎ」「四つばい腰丸め」は、いずれも脊柱管を広げ、血流をよくする効果の高いストレッチです。朝起きたときや就寝前、休憩するときなど、ちょっとした時間で簡単に行うことができるので、毎日の習慣として、ぜひ試してみてください。

「あおむけひざ抱え」のやり方

❶あおむけに寝てリラックスし、両手で両ひざを抱える。

❷口から息を吐きながら、両手でひざを胸のほうにできるだけ引き寄せ、腰を丸めて５秒キープ。

❸鼻から息を吸いながら❶の姿勢に戻る。

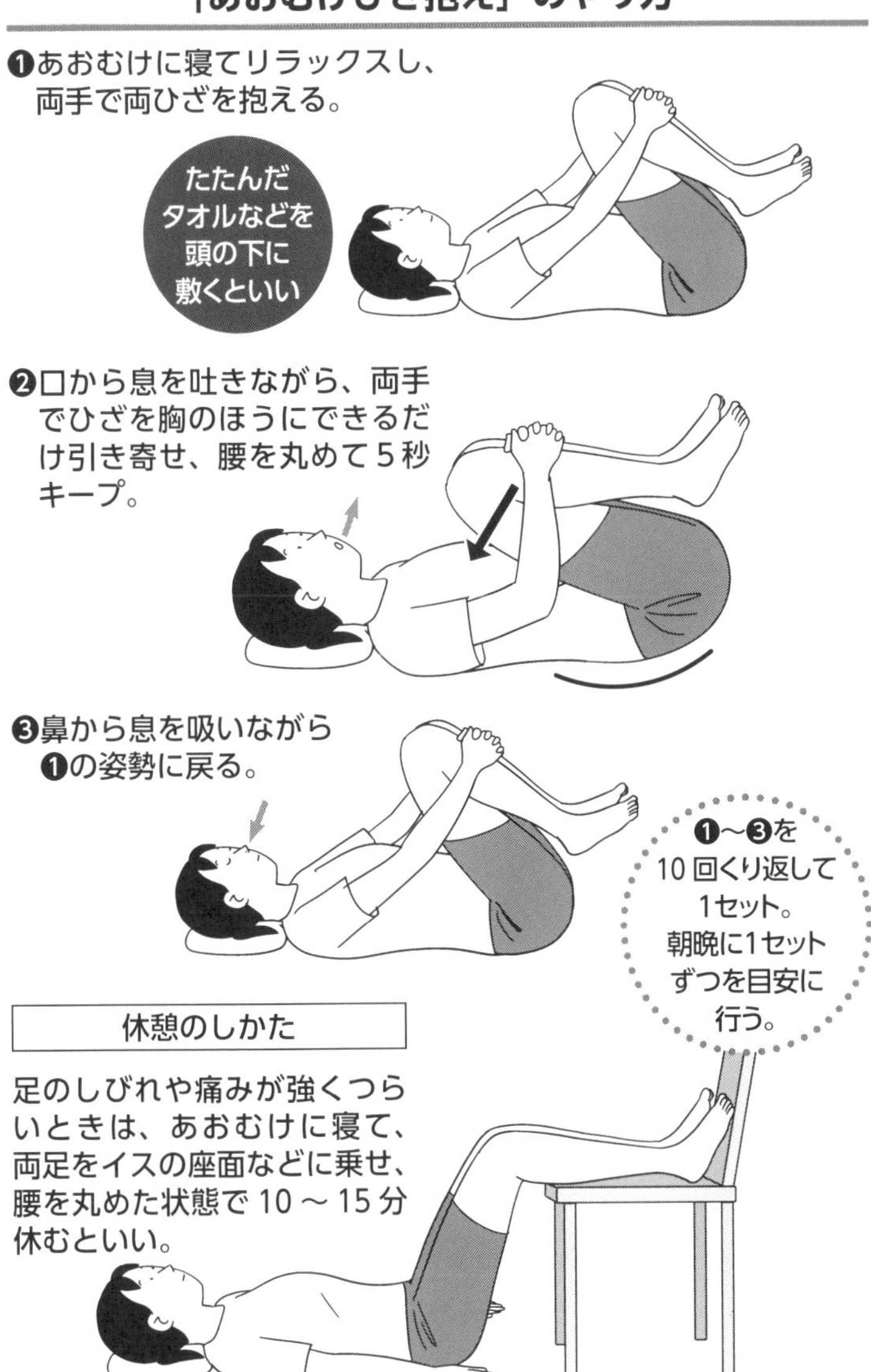

休憩のしかた

足のしびれや痛みが強くつらいときは、あおむけに寝て、両足をイスの座面などに乗せ、腰を丸めた状態で 10 ～ 15 分休むといい。

「座っておじぎ」のやり方

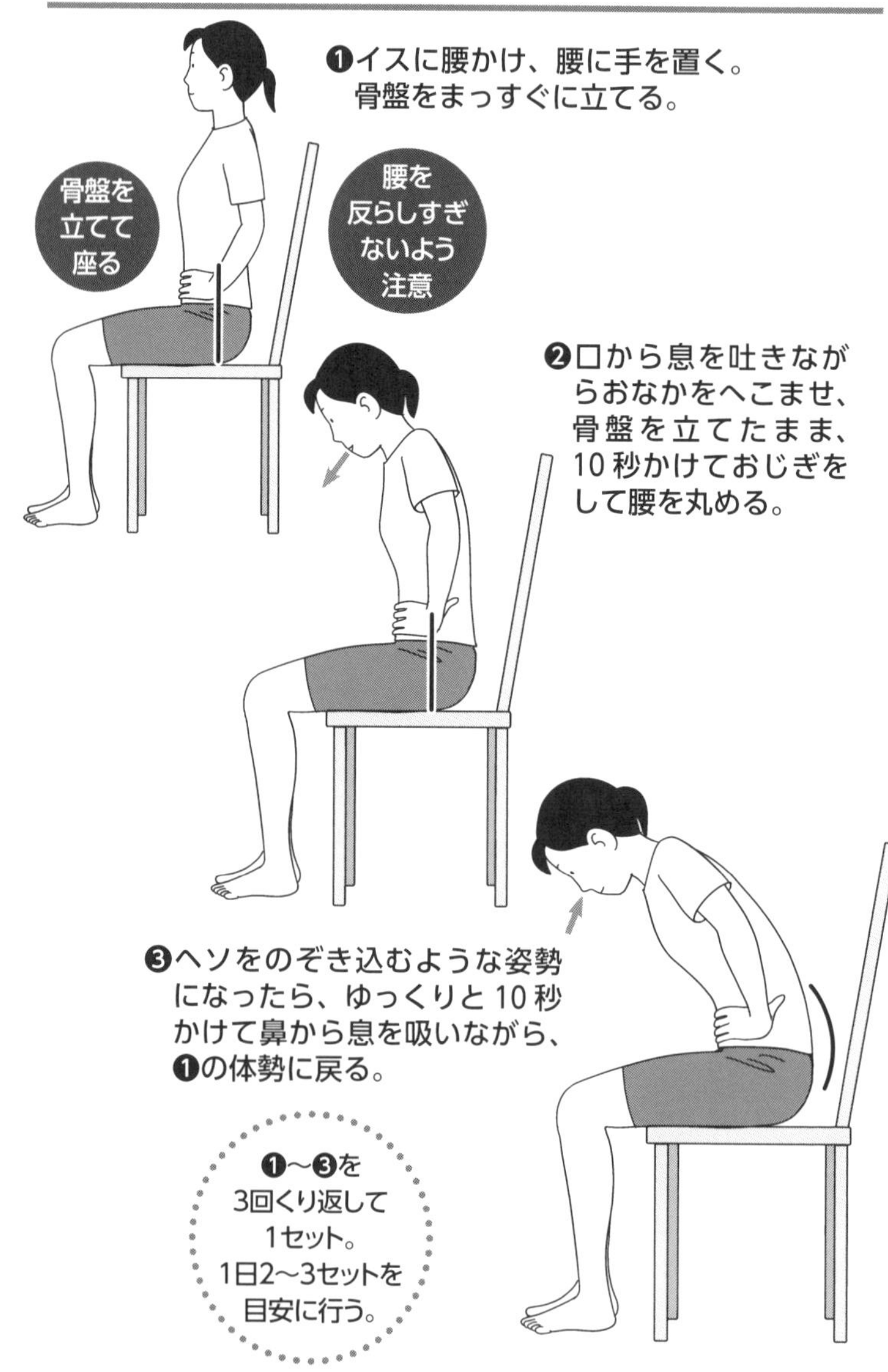

❶イスに腰かけ、腰に手を置く。
骨盤をまっすぐに立てる。
骨盤を
立てて
座る
腰を
反らしすぎ
ないよう
注意
❷口から息を吐きながらおなかをへこませ、骨盤を立てたまま、10 秒かけておじぎをして腰を丸める。
❸ヘソをのぞき込むような姿勢になったら、ゆっくりと 10 秒かけて鼻から息を吸いながら、❶の体勢に戻る。
❶〜❸を
3回くり返して
1セット。
1日2〜3セットを
目安に行う。

「四つばい腰丸め」のやり方

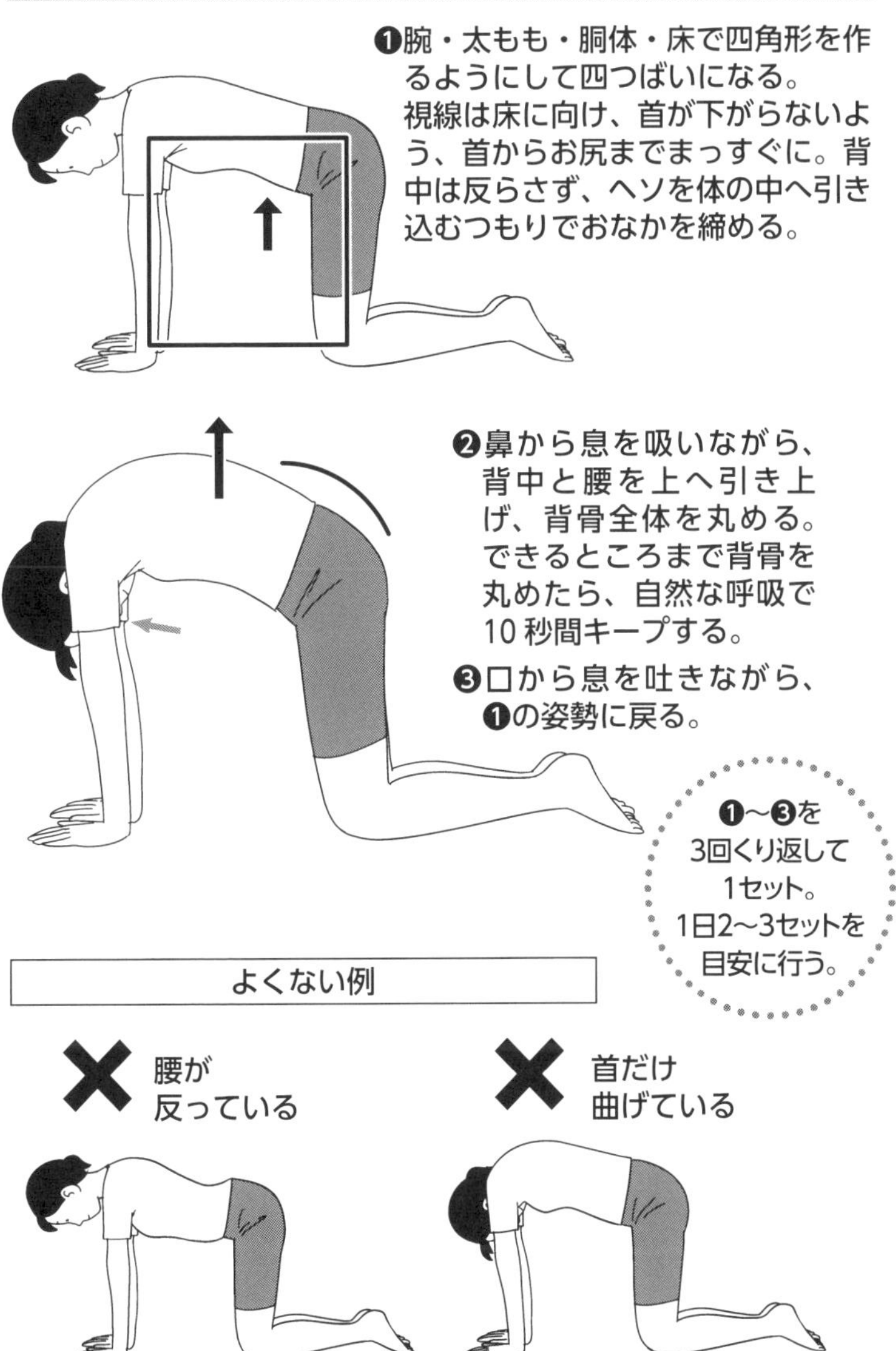

Q 86

脊柱管狭窄症の場合、食事で注意すべきことはありますか？

まず心がけたいのは、肥満を予防・解消する食事です。脂肪がつきおなかが出ると、体のバランスを取るために腰を反らせた姿勢になります。これは腰部脊柱管狭窄症の人には大変よくない姿勢で、脊柱管が狭まって神経の締めつけが強まり、症状を悪化させてしまいます。

ただし、運動をせずに食べる量を減らすだけでは、筋肉量が減ってしまいます。筋肉量が減ると正しい姿勢を保てなかったり、血流が不足したりして、症状が悪化することにもなりかねません。また、骨がもろくなる恐れもあります。カロリーを控えながらも、栄養バランスのいい食事と適度な運動で、筋肉量・骨量を維持しながら、適正体重をめざしましょう。

体重はＢＭＩ（体格指数）を目安にします（下図参照）。肥満とされるＢＭＩ25未満になることをめざしましょう。

BMI（体格指数）の求め方

体格指数 ＝ 体重（キロ）／ 身長（メートル）× 身長（メートル）

【例】身長170センチ、体重70キロの場合は
70 ÷ (1.7 × 1.7) ≒ 24　となる。

肥満予防・改善のためカロリーのとりすぎに注意するほかに、食事で大切なのは、腰椎（ようつい）の骨・椎間板（椎骨と椎骨の間にある軟骨）や靱帯（じんたい）（骨と骨をつなぐ丈夫な線維組織）・腰椎を支える筋肉のもとになる栄養素、血流改善に役立つ栄養素、神経の修復を促す栄養素や老化を遅らせる栄養素をとることです。栄養素が食事だけで不足する場合はサプリメントを活用してもいいですが、食品と重複してとりすぎになったり、偏ったりしないよう、配合量をよく確かめて利用するようにしてください。

①腰椎の骨・椎間板や靱帯・腰椎を支える筋肉のもとになる栄養素

骨を丈夫にするには、カルシウムとビタミンDが必要です。カルシウムは骨を構成し、ビタミンDは食品から取り入れたカルシウムの吸収をよくしてくれます。カルシウムは筋肉の収縮や神経の伝達をスムーズする働きもあり、こむら返りの予防にも欠かせません。ただし、カルシウムのとりすぎはミネラルバランスのくずれからこむら返りにつながります。カルシウム2〜3に対しマグネシウム1の比率で、マグネシウムをとることも心がけてください（117ページ参照）。

ビタミンDは食品から取り入れるほか、日光に当たることで皮膚で合成することができます。戸外で散歩やウォーキングなどをすれば運動にもなり、ビタミンDも増えるのでおすすめです。

大豆、肉、魚介類、卵、乳製品などからとるたんぱく質は、筋肉、椎間板などの軟骨、靭帯を維持するのに欠かせません。しかし、たんぱく質の構成成分である必須(ひっす)アミノ酸*は食品によってバランスが異なるので、いろいろな種類の食品を組み合わせてとるようにしてください。

②血流改善に役立つ栄養素

クエン酸、ポリフェノール、ネギなどのにおい成分である硫化アリル、納豆のネバネバに含まれるナットウキナーゼ、青魚に豊富なＤＨＡ（ドコサヘキサエン酸）・ＥＰＡ（エイコサペンタエン酸）、アマニ油やエゴマ油に多く含まれるα(アルファ)-リノレン酸（オメガ3系脂肪酸）などが、血流の改善に役立ちます（125ページ参照）。

③神経の修復を促す栄養素・老化を遅らせる栄養素

ビタミンB_{12}には傷んだ末梢(まつしょう)神経を修復する効果があり、腰部脊柱管狭窄症の薬として処方されることもある栄養素です。肉、魚介類、ノリなどの海藻類、卵、乳製品からとることができます。

脊柱管の狭窄には靭帯や椎間板の変性など、老化が関係しています。老化を早める活性酸素を消去する働きのあるビタミンＣも積極的にとりたい栄養素です。柑橘(かんきつ)類やキウイフルーツなどの果物、ブロッコリーなどの野菜に豊富に含まれています。

＊たんぱく質を構成する20種類のアミノ酸のうち体内で合成できない9種類のアミノ酸。傷んだ筋肉の修復、神経機能の補助、脂肪の代謝促進などの働きがある。

Q87 脊柱管狭窄症は、手術でよくなりますか？

足のマヒや尿もれ・便もれなどの重度の症状が現れた場合は、手術を急ぐ必要があります。神経が回復不可能なほどダメージを受けてしまうと、マヒや尿失禁などが後遺症として残る可能性が大きいからです。それ以外では、薬物療法や運動療法などの保存療法を3～6ヵ月以上続けていても効果が見られないときに、患者さんと相談のうえ手術を検討します。それほど重度でなくても、趣味やスポーツを思い切り行いたいなど、本人の希望があれば、手術を行うこともあります。

手術後は、大半の患者さんで坐骨神経痛（足腰の痛み）や間欠性跛行（こま切れにしか歩けなくなる症状）が劇的に改善します。

一般に、神経の締めつけが軽いほど、また、発症してから手術までの期間が短いほど、神経の回復が良好です。年齢が若いほどよく回復するという傾向もありますが、高齢で発症からの期間が長くても、手術によって下肢の痛みが取れ、それまでほんの数歩しか歩けなかった間欠性跛行が改善して、元気に外出できるようになった患者さんもおおぜいいます。

ただ、手術は障害された神経そのものを回復させるものではありません。手術の目的は、腰椎（背骨の腰の部分）の脊柱管で神経を締めつけている靱帯（骨と骨をつなぐ丈夫な線維組織）や骨などを取り除き、神経が本来の機能を発揮できる環境をつくることです。実際、手術で神経を締めつけている靱帯などを取り除くと、たちまち心臓の鼓動に合わせて神経を包む管（硬膜管）が拍動しはじめ、血流が回復してきます。

締めつけがなくなり血流がよくなれば、神経は回復に向かいます。しかし、長期間にわたり神経が圧迫されていた場合は、その間ずっと血液が通わず、酸素不足、栄養不足の状態に置かれていたわけですから、神経そのものが大きなダメージを受けていることがあります。その場合は術後もしびれなどの症状が残ることもあります。一般に、痛みに比べるとしびれは改善しにくく、しびれが取れるまでに時間がかかり、長く残る傾向があります。こむら返りも比較的残りやすいとされています。

かといってあきらめる必要はありません。手術をすればそれで終わりと考えず、手術後に残ったしびれやこむら返りなどの症状に対しては、ストレッチやウォーキングなどの運動療法を根気よく続けることで改善が望めます。手術には、痛みを取り除くことで体をのびのびと動かせるようにして、腰に負担をかけない体の使い方を身につけたり、再発を防いだりするための運動療法を行いやすくする効果もあるのです。

Q88 脊柱管狭窄症の手術はどんな方法で行われますか？

腰部脊柱管狭窄症の手術は、基本的に、脊柱管を広げて神経への圧迫を取り除く（除圧する）もので、これを**「除圧術」**といいます。

もう1つ、除圧術を行った後にスクリューなどで腰椎（背骨の腰の部分）を固定する**「固定術」**という手術があります。固定した腰椎は動かなくなって、その部位で脊柱管が狭まることはなくなります。しかし、固定術には「隣接椎間障害」というリスクがあります。手術をした部位が動かない分、隣接する椎骨の負担が大きくなり、時間がたつと再び脊柱管が狭まったり、腰椎がずれてしまったりするのです。

この障害が起こると再び手術せざるを得なくなり、手術が手術を呼ぶような状況になる可能性もあります。患者さんの負担が非常に大きくなるので、固定術は、**変性側弯症**（背骨が左右に曲がったりねじれたりする病気）や**腰椎すべり症**（椎骨どうしが前後にずれる病気）などで腰椎がグラつき、自力では姿勢が保てないような場合にかぎって、年齢なども考慮しながら、限定的に行うべきです。

ここでは、現在、日本でよく行われている除圧術について説明しましょう。

除圧術は、かつては椎弓（ついきゅう）（椎骨の背中側の部分）を取り除く方法で手術が行われていましたが、骨を大きく削ると腰椎が安定しにくくなるため、ほとんど行われなくなりました。現在は、神経を締めつけている骨と黄色靱帯（じんたい）（脊柱管の背中側にある丈夫な線維組織）を最小限取り除く**「部分椎弓切除術（開窓術）」**や**「椎弓形成術」**で行われています。

除圧術にはさまざまな術式（手術の方法）がありますが、大きく分けると、腰部の皮膚を切開し、手術部位を肉眼や拡大鏡で目視して手術を行う**「通常法」**、医療用の顕微鏡で確認しながら行う**「顕**

脊柱管狭窄症の手術

除圧術

部分椎弓切除術（開窓術）
椎弓形成術

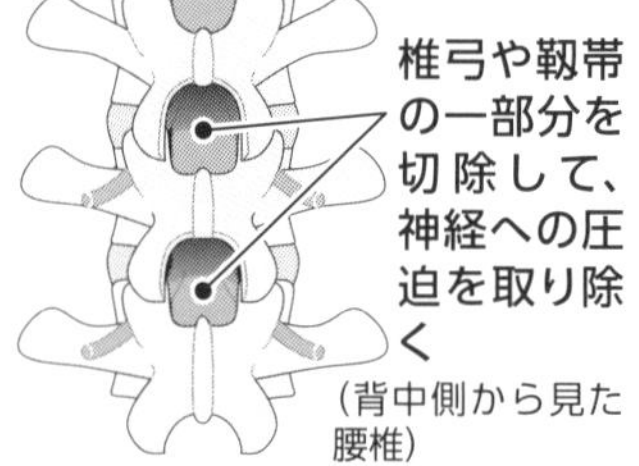

現在は、脊柱管狭窄の原因となっている椎弓のうち、神経を圧迫している骨と黄色靭帯を部分的に切除し、なるべく椎弓を残す方法がとられるのが一般的。

固定術

腰椎後方椎体間固定術（PLIF）＊

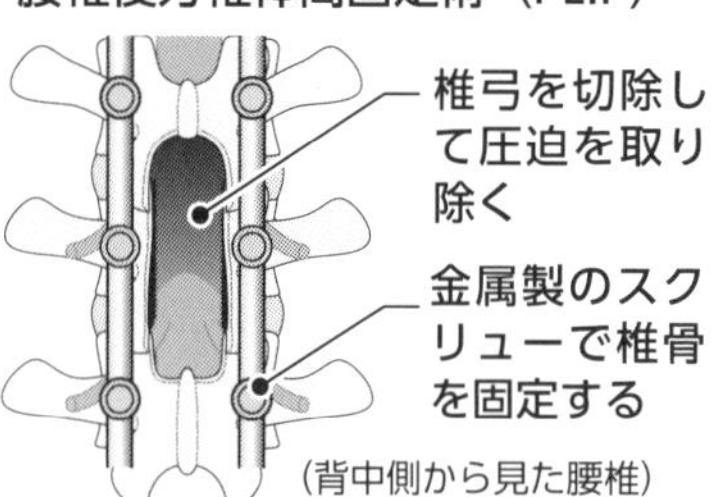

後方から椎間板を切除して椎体間を固定する。除圧術で神経への圧迫を取り除いた後、金属製（チタンなど）のスクリューで椎骨と椎骨を留めて固定する。腰椎すべり症、側弯症、加齢などで背骨が不安定な場合に適応。

＊腰椎の背中側の椎間関節周辺に骨を移植して固定する「腰部後側方固定術（PLF）」もある。

微鏡法」、小さな切開部から円筒形の器具を差し込み、そこから内視鏡を挿入して確認しながら行う「内視鏡下手術法」の3種類があります。医療機関や医師により採用される術式に違いはありますが、どの術式でも、神経への締めつけが適切に取り除かれれば、同じように良好な結果が得られます。

内視鏡下手術

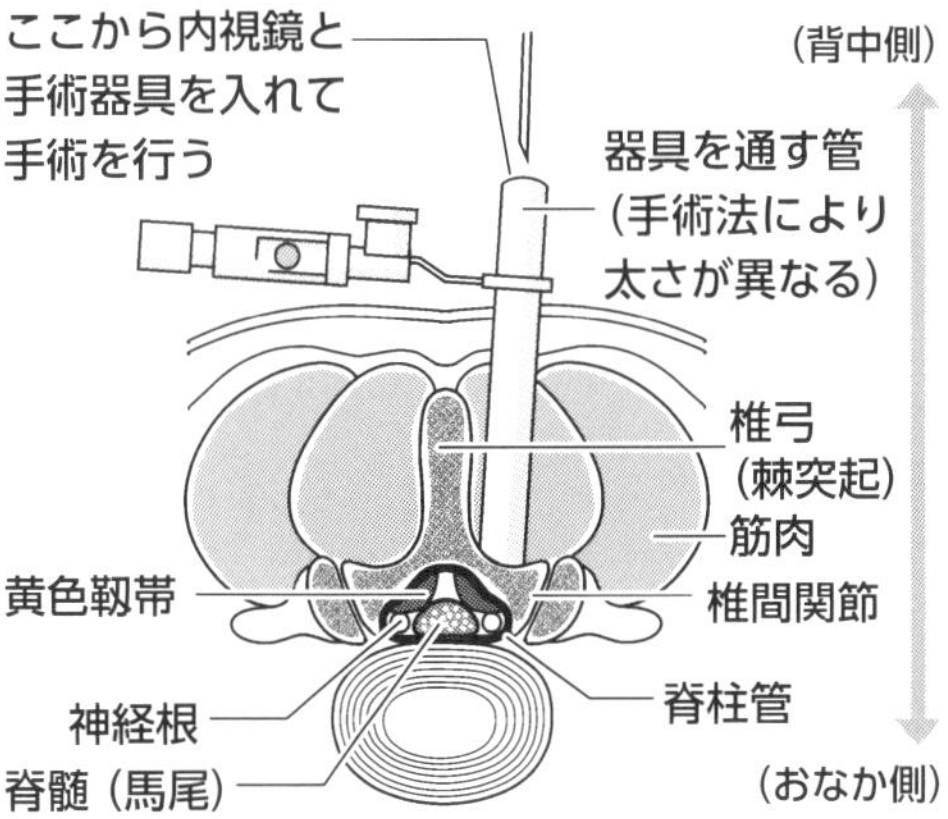

現在も、患者さんの体に負担が少なく、安全性が高く、しかも効果が大きい手術法が次々に開発されていますが、特に発展がめざましいのは内視鏡を使って行う手術です。内視鏡下手術は切開部が小さいため患者さんの体への負担が少なく、入院期間も短いなどのメリットがあります。

代表的な手術法を紹介しましょう。

①MEL（Micro Endoscopic Laminectomy＝内視鏡下椎弓切除術）

現在、日本で主流となっている内視鏡下手術法です。全身麻酔のうえ、腰部の皮膚を18ミリ程度切開し、そこから管を差し入れます。この管を通じて内視鏡や手術器具を挿入し、手術部位をモニター画像で確認しながら手術を行います。椎弓をドリルで少しずつ削り、黄色靱帯を切除して、神経への圧迫を取り除いていきます。手術にかかる時間は30分～1時間ほどで、手術から24時間後には立ち上がったり歩いたりすることができます。入院は1週間程度です。

②FEL[*]（Full Endoscopic Laminectomy＝完全内視鏡下椎弓切除術）

局所麻酔または全身麻酔のうえ、皮膚を8ミリ程度切開して、MEL法よりも細い管を差し入れます。この管を通じて内視鏡や専用の手術器具を挿入し、手術部位をモニター画像で確認しながら手術を行います。MEL法に比べても切開部がごく小さく出血が少ないというメリットがあります。手術にかかる時間は1時間～1時間半程度で、ほとんどの患者さんは、術後数時間で立ち歩くことができるようになり、入院期間も1～2泊程度と、短くてすみます。

MEL法、FEL法などの内視鏡下手術を行うには、高度な技術が必要です。手術の経験が豊富で、高い技術を持つと認められた専門医を探すには、日本整形外科学会のホームページ（https://www.joa.or.jp）で、「脊椎(せきつい)内視鏡下手術・技術認定医」を検索するといいでしょう。

＊FELの一種PEL（Percutaneous Endoscopic Laminectomy＝経皮的内視鏡下椎弓切除術）では特殊なDPELスコープという内視鏡（出沢先生開発）を用い、さまざまなタイプの腰部脊柱管狭窄症にも適応できる。

第11章

こむら返りを招く「腰椎椎間板ヘルニア」についての疑問9

Q 89 こむら返りの原因となる「腰椎椎間板ヘルニア」はどんな病気ですか？

背骨の椎骨と椎骨の間に挟まる形で、椎間板という軟骨組織があります。椎間板は、椎骨どうしがぶつかるのを防ぎ、スムーズに体を曲げ伸ばしできるようにするクッションの役割を果たしています。まんじゅうのような二重構造になっていて、あんこに当たる部分を髄核といい、皮の部分を線維輪といいます。髄核はコンニャクゼリーのようなゲル状の組織、線維輪はコラーゲンの線維が層状になった丈夫な組織です。ところが椎間板の老化は早く、成人になるころから始まります。だんだん水分を失って弾力性がなくなり、弱くなっていきます。

この状態で背骨になんらかの負荷がかかると、髄核がずれることがあります。すると、髄核の圧力で押されて椎間板がずれたり、ときには髄核が椎間板の外（背中側）へはみ出たりしてしまいます。この状態が「椎間板ヘルニア」で、これが腰椎（背骨の腰の部分）で起こった場合は「腰椎椎間板ヘルニア」となります。ずれたりはみ出たりした椎間板が腰椎で神経を圧迫して炎症が起こると、足腰に痛みやしびれ（坐骨神経痛）、こむら返りなどの症状が現れます。なお、ヘルニアがあっても炎症がなく、痛みなどの症状がないケースもあり、その場合は治療しなくても問題ありません。

ヘルニアは、重い物を持ち上げたときなど、急に強い負荷がかかることが原因の場合もありますが、加齢によって弱くなった椎間板にストレスがかかるような動作を、何度もくり返すことによっても発症します。特に、中腰での作業の反復、長時間座りっぱなしでの車の運転、デスクワークで**腰を丸める姿勢を続けること**で誘発されます。

ヘルニアは背中側へはみ出るため、前かがみになると髄核が背中側へさらにずれ、症状が悪化するという特徴があります。また、椎間板の老化は若いころから進むので、腰椎椎間板ヘルニアは20代や30代の若い人にも多く見られます。

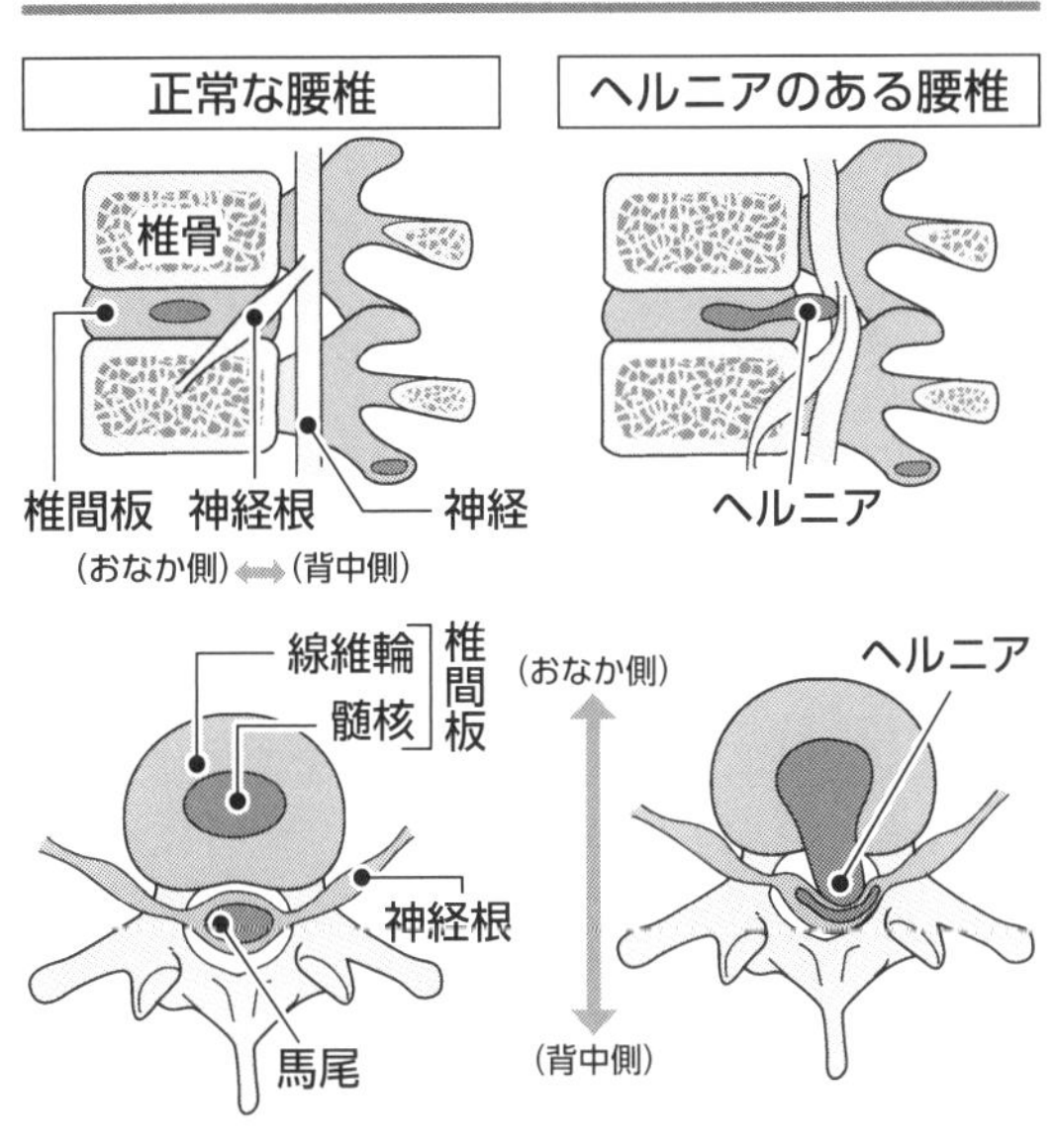

Q 90 椎間板ヘルニアは、こむら返り以外にどんな症状が現れますか？

腰椎椎間板ヘルニアの代表的な症状は、急に起こる強い腰痛と、下肢の痛みやしびれです。前かがみになったり物を持ったりすることで椎間板が圧縮されて内圧（内部の圧力）が高まり、髄核がずれることで神経が強く圧迫され、症状が現れます。

ヘルニアの大部分は5つある腰椎（背骨の腰の部分）のうち**第4・第5腰椎の間、第5腰椎と仙骨（骨盤の背中側中央の平らな骨）の間の、多くは片側で起こります。**ここから出る神経は坐骨神経（132ページ参照）となるため、下肢に放散痛（原因となる部位から離れたところに現れる痛み）やしびれ、筋肉に力が入らず爪先立ちやかかと立ちができないなどの運動障害や、こむら返りが現れることもあります（次ページの表参照）。このほか、痛む側の腰をかばって無意識に体を傾けているうちに、背骨がねじれるように曲がってしまう**「疼痛性側弯」**になるケースもあります。脊髄下端にある「馬尾」という神経を圧迫するほど重症のヘルニアになると、尿もれ・便もれなど排尿・排便障害になることもあります。

腰椎椎間板ヘルニアの発生部位と症状の対応

	第３・第４腰椎間にヘルニアが発生	第４・第５腰椎間にヘルニアが発生	第５腰椎・仙骨間にヘルニアが発生
圧迫される部位	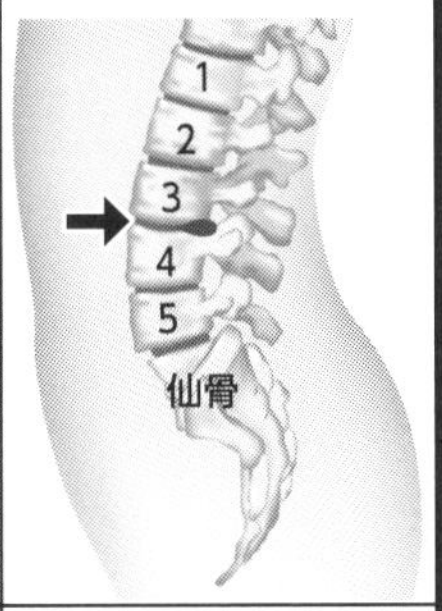 1 2 3 4 5 仙骨	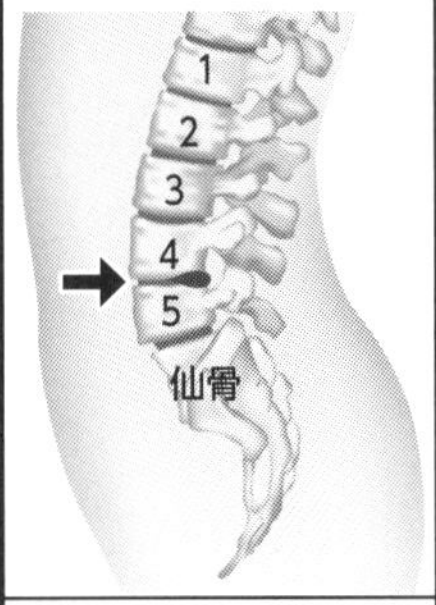 1 2 3 4 5 仙骨	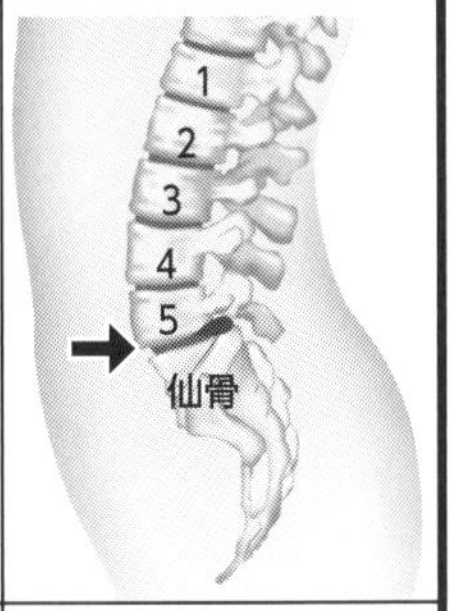 1 2 3 4 5 仙骨
痛み・しびれが現れる部位	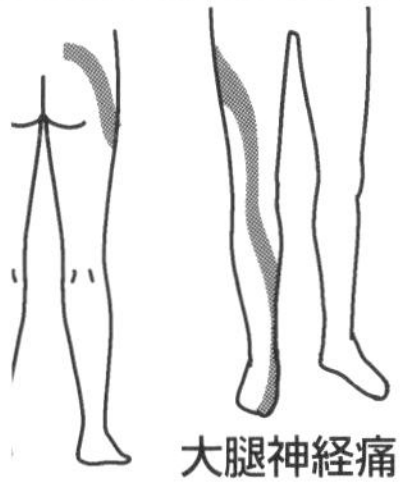 大腿神経痛 （お尻、太ももの外側～前面、すね）	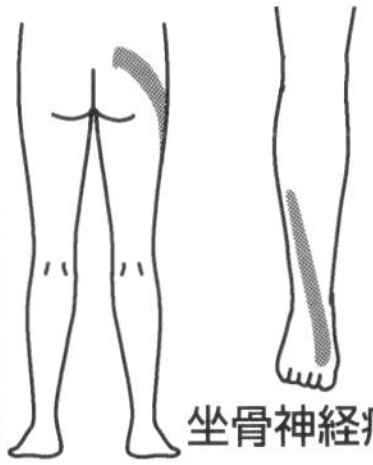 坐骨神経痛 （お尻、太ももの外側～後ろ、すねの外側、すね、足の甲側）	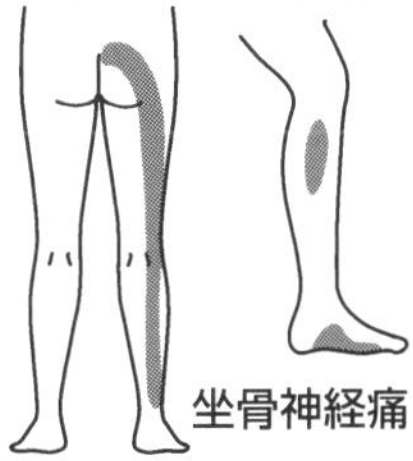 坐骨神経痛 （お尻、太ももの後ろ、ふくらはぎ、足裏）
特徴的な症状	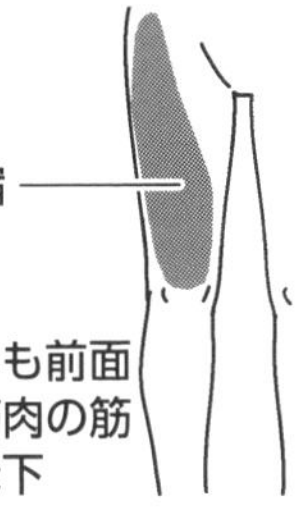 萎縮 太もも前面の筋肉の筋力低下	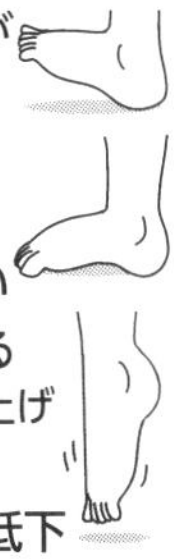 かかと立ちが困難・不能 足・足指をグーの形に曲げられない 下垂足となる（爪先を持ち上げられない） すねの筋力低下	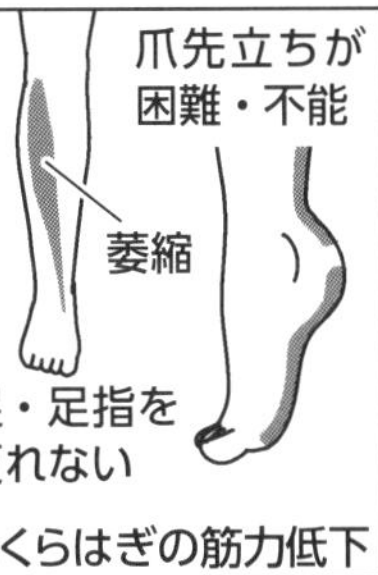 爪先立ちが困難・不能 萎縮 足・足指を反れない ふくらはぎの筋力低下

ほとんどの腰椎椎間板ヘルニアは第4・第5腰椎の間と、第5腰椎と仙骨の間で発症する。この2ヵ所だけで全体の約 90%を占める。

Q 91 椎間板ヘルニアが原因のこむら返りにはどのような特徴がありますか？

腰椎椎間板ヘルニアは腰椎（背骨の腰の部分）で神経が圧迫され、坐骨神経（腰から下肢背面を通り爪先まで伸びる長い神経。132ページ参照）を通じて下肢に症状が現れます。そのため、こむら返りがよく見られます。

背骨を通る脊髄（脳から続く中枢神経）から枝分かれした神経が、おおむねどの筋肉を支配しているか示したものを、「ミオトーム（筋支配域）」といいます。ヘルニアの大部分は第４・第５腰椎の間、第５腰椎と仙骨（骨盤の背中側中央の平らな骨）の間で起こりますが、ここから出る神経の影響が及びやすいのは、ふくらはぎの内側・外側と、すねです。

椎間板ヘルニアの人は、ふくらはぎよりは、すねがつることが多いようです。ヘルニアの起こりやすい第５腰椎の上から出る神経（Ｌ５）**はすねの筋肉（前脛骨筋）**を支配しています（左ページの図参照）。また、腰椎椎間板ヘルニアでは腰を反らせると症状が和らぐので、痛みをさけようと腰を反らせることも関係しているのかもしれません。というのも、腰を反らせたとき、体のバランスを取るためにカがかかるのは下肢の前側の筋肉です。そのため、すねの筋肉が緊張してこわばり、筋肉疲労や血流不足から、神経の誤作動が起こりやすいのではないかと考えられます。

すねがつったときの対処法は、ふくらはぎがつるこむら返りとは逆で、足首を伸ばしてすねの筋肉を伸ばすようにします。くわしいやり方は194ジペーで説明します。

ミオトーム（筋支配域）

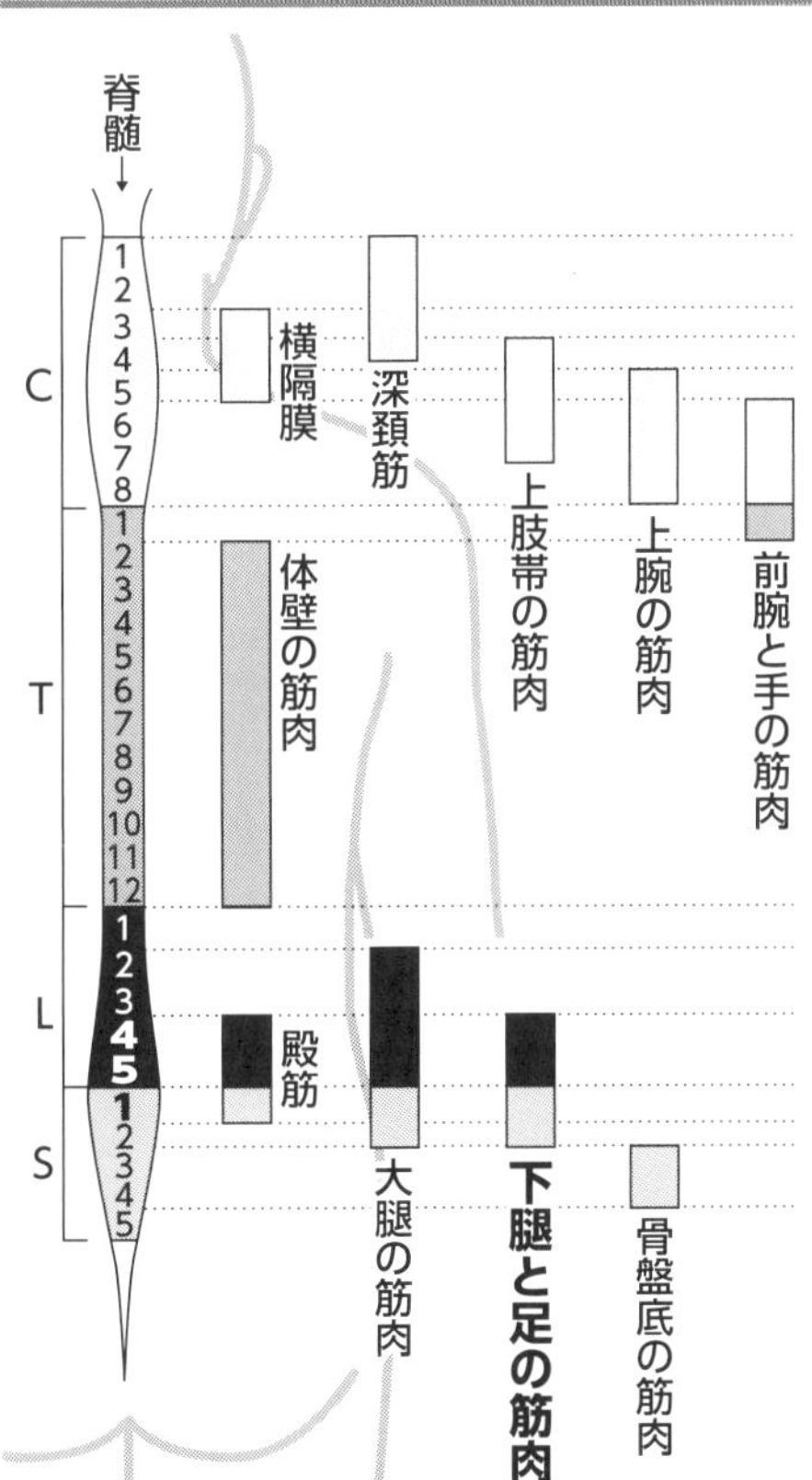

Cは脊髄神経のうち頚（首）神経、Tは胸（胴体）神経、Lは腰神経、Sは仙骨（骨盤中央の骨）神経を表し、上から順に番号がついている。例えば「L5」は第5腰椎の上、第4腰椎との間から出る神経（第5腰神経）が支配する筋肉の領域を表す。

椎間板ヘルニアが多発する第4・第5腰椎・第1仙骨の神経（L4・L5・S1）は、下腿と足の筋肉（ひざ下のふくらはぎ・すね・足裏など）に影響を及ぼすことがわかる。

Q 92 椎間板ヘルニアの診察では、どのような検査が行われますか？

診察の初めには、どんな動作をしたときに痛みが強くなるかや、腰の痛みのほかに坐骨神経痛（下肢の痛みやしびれ）があるかなど、さまざまな点について、くわしく問診します。医師が患者さんの足の親指を持って反らせたり、足指を動かす力がどの程度かを調べたりする検査なども行います。

また、実際に立ったり腰を曲げたりして体を動かし、症状の現れ方や広がり方、強まり方を見ます。前かがみになって痛みが強まれば、腰椎椎間板ヘルニアの疑いが強まります。

さらにくわしく病状を調べるために、ＳＬＲテスト（下肢伸展挙上テスト）、ＦＮＳテスト（大腿神経伸展テスト。下図参照）などを行います。これらは、下肢を動かすことで椎間板に負荷をかけたとき、大腿神経や坐骨神経に沿って放散痛（原因とな

FNSテスト（大腿神経伸展テスト）

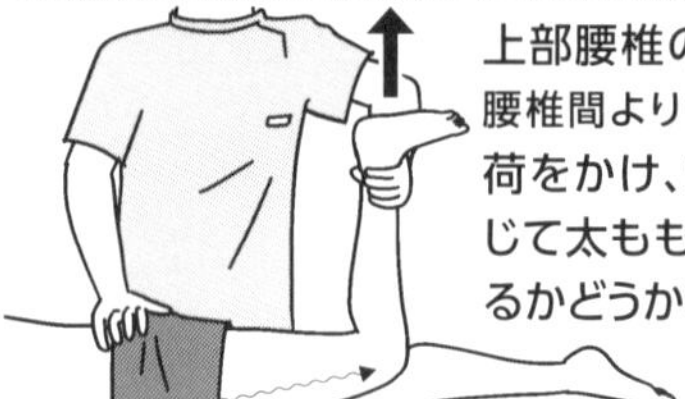

上部腰椎の椎間板（第3・第4腰椎間よりも頭側の椎間）に負荷をかけ、大腿神経などを通じて太もも前面に症状が現れるかどうかを見るテスト。

（163ﾍﾟｰｼﾞの表参照）

る部位から離れたところに現れる痛み）が出るかどうかを調べる再現テストです。

ＳＬＲテストは、患者さんがあおむけになり、医師がひざを伸ばしたままの片足を少しずつ上に上げていくテストです。床から30～60度上げたときにお尻（しり）から足にかけて痛みやしびれが出れば陽性となり、特に、**第4・第5腰椎間や、第5腰椎・仙骨間のヘルニアの疑いが強まります**（141ページ参照）。

ＦＮＳテストは、患者さんがうつぶせになってひざを直角に曲げ、医師が足首を持ち上げて、太ももの前側を伸ばすテストです。これで症状が出れば、第4腰椎よりも上、**第3・第4腰椎間などでヘルニアが起こっている可能性が強まります**（右ページの図参照）。

その後、画像検査などを行います。レントゲン（Ｘ線）だけでは椎間板や神経は映らないので、骨以外の軟らかい組織も映し出せるＭＲＩ（磁気共鳴断層撮影）での検査も必要です。問診や運動検査などで確かめた機能の異常に、画像で確認できる状態が一致すれば、腰椎椎間板ヘルニアと診断することができます。

腰椎椎間板ヘルニアのMRI画像

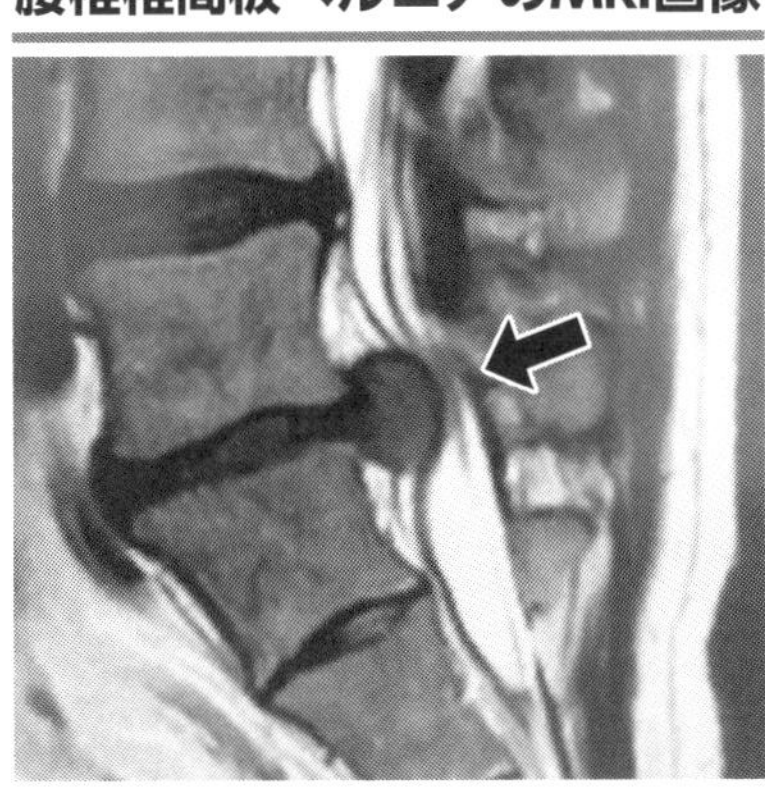

矢印部分（第5腰椎・仙骨間）にヘルニアが認められる

Q 93 椎間板ヘルニアでは、どのような治療が行われますか？

腰痛や足の痛みがあり、画像検査で腰椎椎間板（ようついついかんばん）ヘルニアが確認できても、時間の経過とともにヘルニアが自然に治る症例があります。これは、後述するように、体に備わった免疫機能によってヘルニアが体内に吸収されることによります。腰椎椎間板ヘルニアにはこのようなケースがかなりあり、通常、３ヵ月程度で約80％の人は腰痛や足の痛みなどの症状が治まるといわれています。そこで、治療は保存療法が基本となり、発症から３ヵ月程度は、保存療法を行って経過を見るのが一般的です。

急性期（症状が急激に現れる時期）は痛みが激しいことが多いので、薬物療法などで痛みを抑え、安静を保ちます。症状によっては、腰椎をあまり動かさないように軟性コルセットを使用することもあります。薬物療法に用いられるのは、炎症を鎮めて痛みを抑える非ステロイド性消炎鎮痛薬（ＮＳＡＩＤｓ（エヌセイズ））、痛みを脳に伝える神経に作用して痛みを鎮める神経障害性疼痛（とうつう）治療薬（プレガバリン）などです。

薬物療法では痛みが抑えられないほどの激痛がある場合には、ブロック注射を行うこともあります。通常は、ヘルニアで圧迫されて炎症を起こしている神経の周囲に、痛みを抑える局所麻酔薬と炎症を抑えるステロイド薬を混合したものを注射します。*痛む部位に直接作用するので速効性があり、痛みを劇的に取ることができます。

しかし、ブロック注射を長期にわたってくり返すことには問題があります。理由を説明していくと、炎症が起こったところには、血管内からマクロファージ（体内に侵入した細菌などを捕食・消化する白血球の一種）が集まってきます。髄核（椎間板内部にあるゼリー状の組織）が椎間板の外側の線維輪を破ってはみ出ている場合は、マクロファージが髄核を異物と見なして食べてしまい、ヘルニアが自然治癒することがあるのです。薬や注射で炎症を抑えてしまうと、この働きが妨げられる恐れがあります。そうしたことからブロック注射などで炎症を抑えるのは、強い痛みのある急性期だけにとどめたほうがいいでしょう。また、コルセットも漫然と長期に使用すると、腰椎を支える体幹筋（胴体の筋肉）の衰えにつながる恐れがあります。

強い痛みが治まってきたタイミングで、運動療法を始めます。運動療法を通じて、椎間板に負担をかけない体の動かし方を身につければ、回復に役立つとともに、再発も予防することができます。ただし、**排尿・排便障害があるような重症の場合は、48時間以内の緊急手術が必要です。**

* ステロイド薬は血糖値を上昇させる作用があるため、糖尿病の人に使用する場合は慎重な血糖コントロールが必要。

Q94 最近、椎間板ヘルニアの新しい治療法が登場したそうですが、どんな治療法ですか？

2018年から、腰椎椎間板ヘルニアの新しい治療に用いる、コンドリアーゼという酵素を使った薬（商品名「ヘルニコア」）が健康保険の適用となりました。「椎間板内酵素注入療法」に使用する薬で、ヘルニアを起こしている椎間板の髄核（椎間板内部にあるゼリー状の組織）内に直接注射します。

髄核は保水力の高い組織で、水分を含んでふくらんでいます。ヘルニアとなってはみ出た髄核にコンドリアーゼを注射すると、酵素の働きで保水成分が分解され、髄核のふくらみが小さくなります。この作用でヘルニアを小さくし、痛みやしびれを軽減する治療法です。保存療法で効果がないケースでは手術をするしかなかった腰椎椎間板ヘルニアの治療に、新しい選択肢が増えたわけです。

海外では、1980年代には椎間板内酵素注入療法が行われていました。しかし、当時用いられていた薬は髄核以外の血管や神経、周辺組織まで分解してしまう欠点があり、それによる副作用が問題になって、現在では販売中止になっています。現在日本で認可されているコンドリアーゼは、国内で開発された薬で、血管や神経などのたんぱく質を分解することはなく、髄核中の保湿成分だけを分解するため、安全にヘルニアを小さくすることができます。

コンドリアーゼによる椎間板内酵素注入療法は、局所麻酔をしたうえで、レントゲン（X線）で位置を確認しながら注射をするだけなので、皮膚を切開する必要がなく、傷跡は残りません。また、治療にかかる時間は5〜30分程度と短く、注射後数時間で歩くことができ、当日か翌日には退院することができます。その後、ヘルニアが徐々に小さくなっていき、薬を注入してから2〜4週間後から効果を実感できるようになります。その後3ヵ月程度かけて、痛みが徐々に消えていきます。

このようなメリットがある反面、一定のリスクもあります。副作用としてアナフィラキシー（かゆみ、じんましん、腹痛、吐きけ、視野が狭くなるなど）が起こる可能性が少ないながらもあります。今のところ命にかかわるほどの副作用の報告はありませんが、治療後には、注意深く経過を観察する必要があります。

この治療法は生涯に1度しか行うことができないという制約があります。また、ヘルニアの位置や形によっては薬を注射できない場合もあり、すべての椎間板ヘルニアに適応できるわけではありません。

Q95 椎間板ヘルニアにはどんな運動療法が効きますか？

腰椎椎間板ヘルニアの症状は、前かがみの姿勢で悪化します。腰椎のおなか側が狭まり、椎間板に大きな圧力がかかるからです。しかし、デスクワークや車の運転、あるいは中腰での作業の多い人は、日常的に椎間板に負担がかかる姿勢を取らざるを得ず、つらい痛みに悩まされることになります。腰を反らせて腰椎のおなか側をゆるめ、椎間板にかかる負担を小さくする体操は、症状を和らげるのに役立ちます。

また、ふだんから前かがみ姿勢の多い人は、腰を丸めるクセがついていることが多いものです。腰を適度に反らせて腰椎に負担がかかりにくい姿勢を保つためには、体幹筋（胴体の筋肉）をうまく働かせることも必要です。体操で体幹筋を鍛えれば、腰椎にかかる負担が減り、ヘルニアの改善や、再発を予防することもできます。

次ページから紹介する「うつぶせ腰反らし体操」「背すじのばし体操」は、腰椎のおなか側をゆるめ、椎間板にかかる負担を軽くする体操です。「ハンドニー」で体幹筋を鍛えれば、腰椎に負担のかからない姿勢を身につけることができます。

「うつぶせ腰反らし体操」

【注意】腰部脊柱管狭窄症など椎間関節（背骨の背中側）に障害のある人は、症状が悪化する恐れがあるので、腰を反らせる体操は行わないこと。

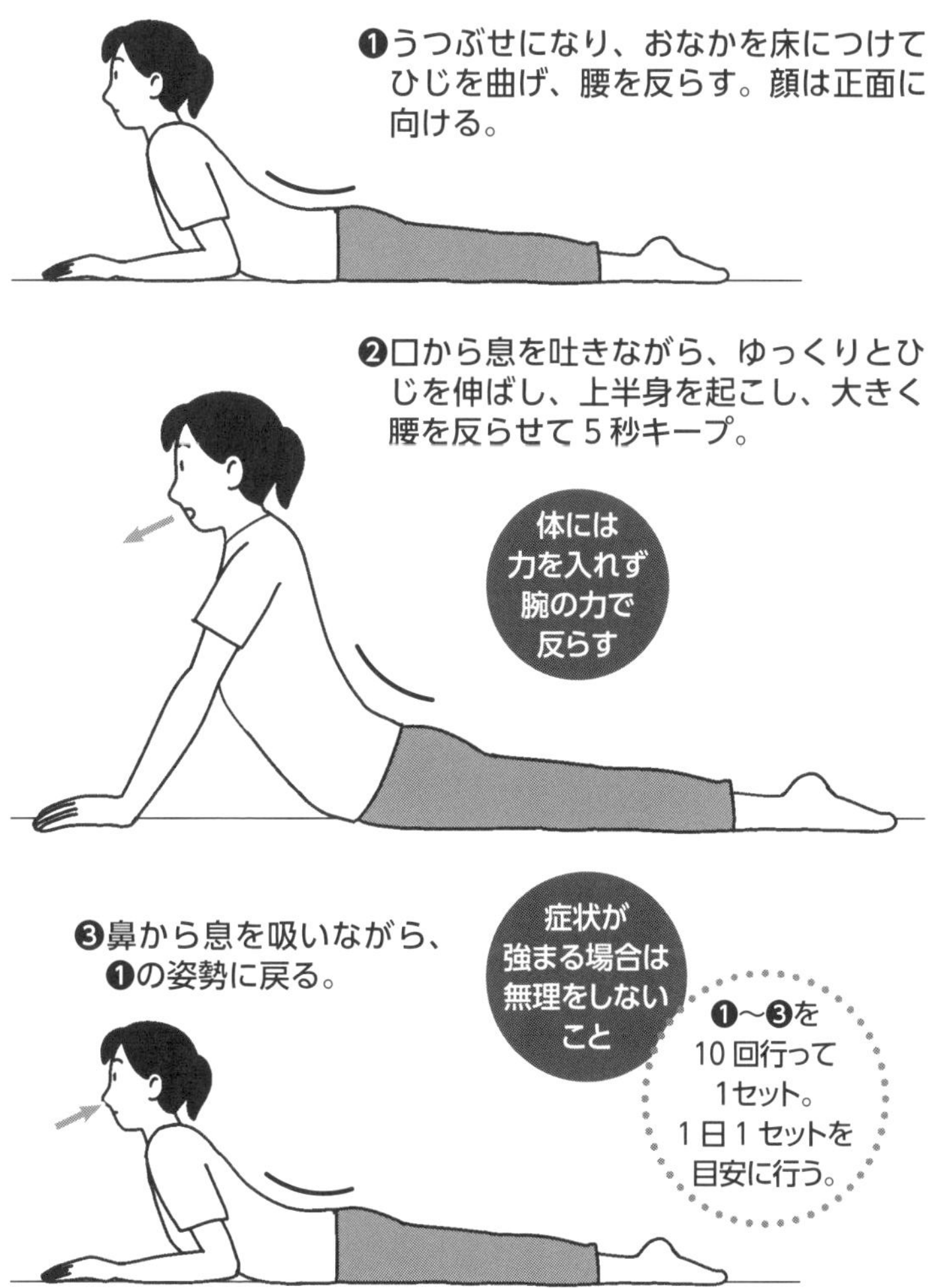

「背すじのばし体操」

【注意】腰部脊柱管狭窄症など椎間関節（背骨の背中側）に障害のある人は、症状が悪化する恐れがあるので、腰を反らせる体操は行わないこと。

❶腕・太もも・胴体・床で四角形を作るようにして四つばいになる。

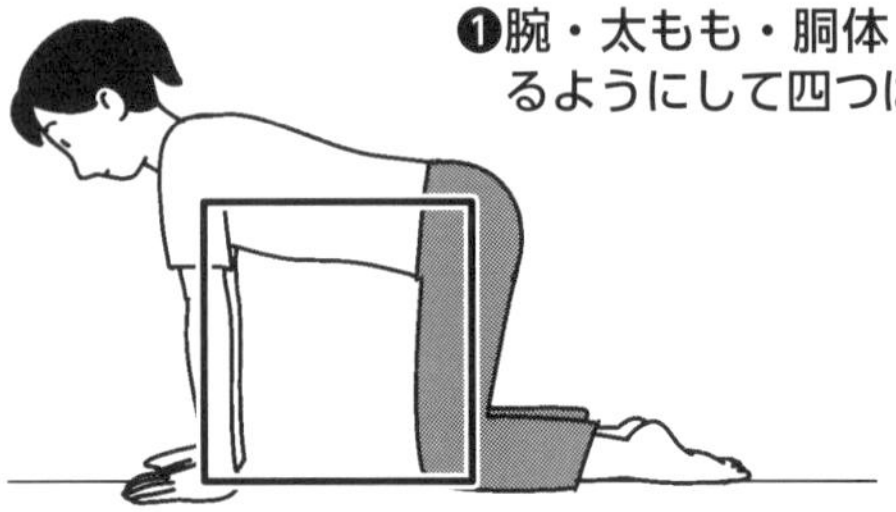

❷口から息を吐きながら、顔を正面に向け、伸びをするように背中と腰を軽く反らせて5秒キープ。

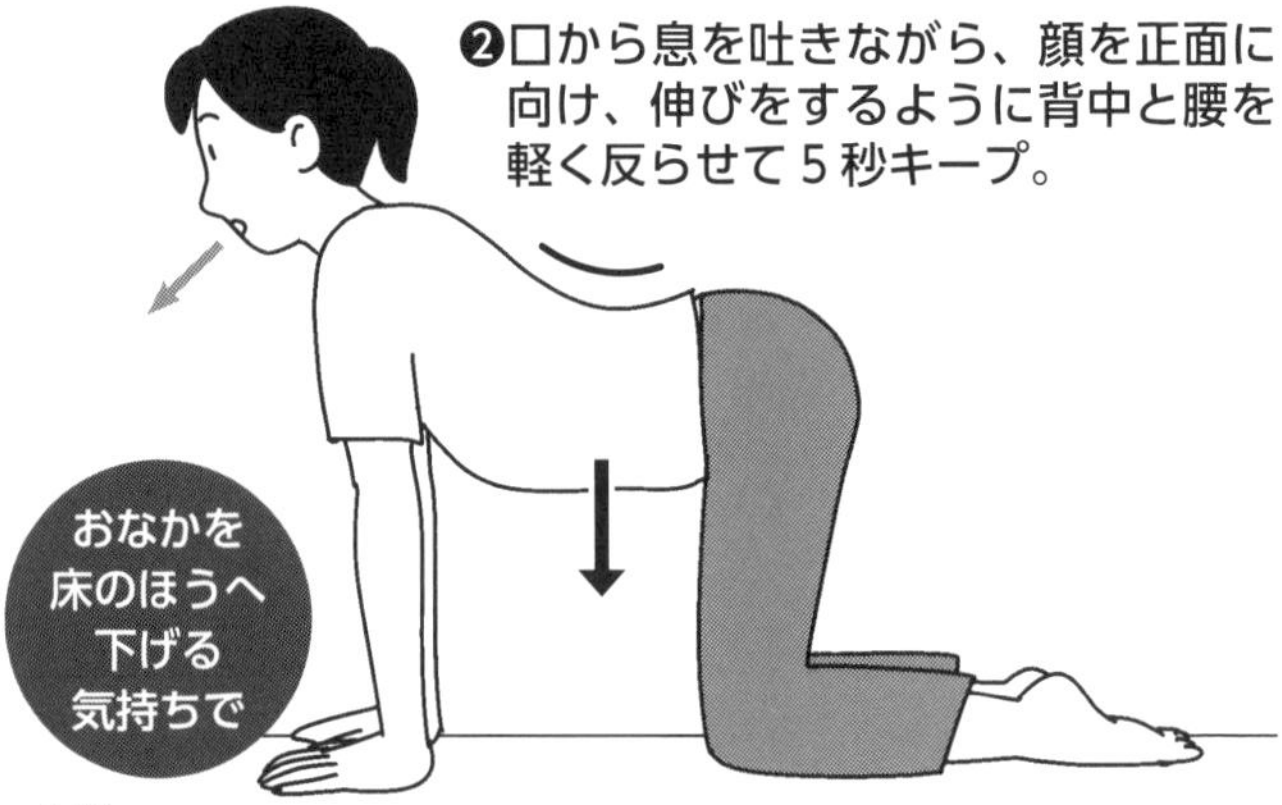

おなかを床のほうへ下げる気持ちで

❸鼻から息を吸いながら、❶の姿勢に戻る。

❶～❸を10回行って1セット。1日1セットを目安に行う。

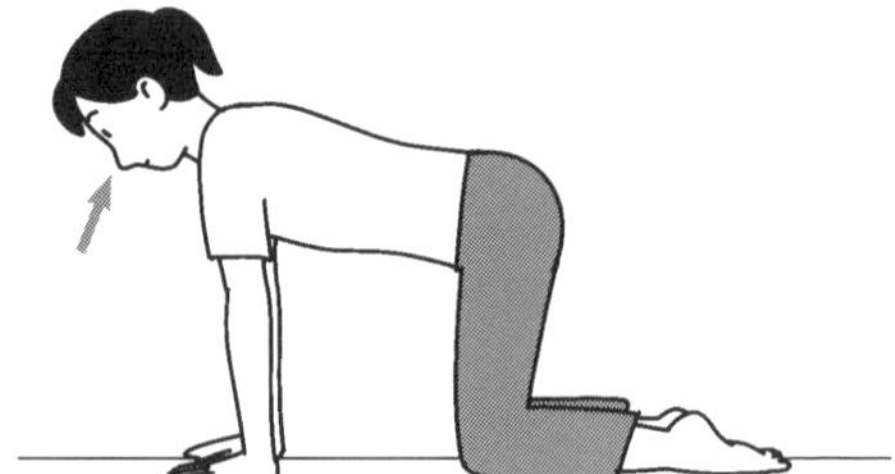

「ハンドニー」

❶床に手とひざをついて四つばいになる。

背中はまっすぐに

顔は下向き

❷自然に呼吸しながら、右手を床と平行に上げる。

❸右手を上げたまま、左足を床と平行に上げる。手先から足先まで一直線になるよう意識しながら、10 秒キープ。

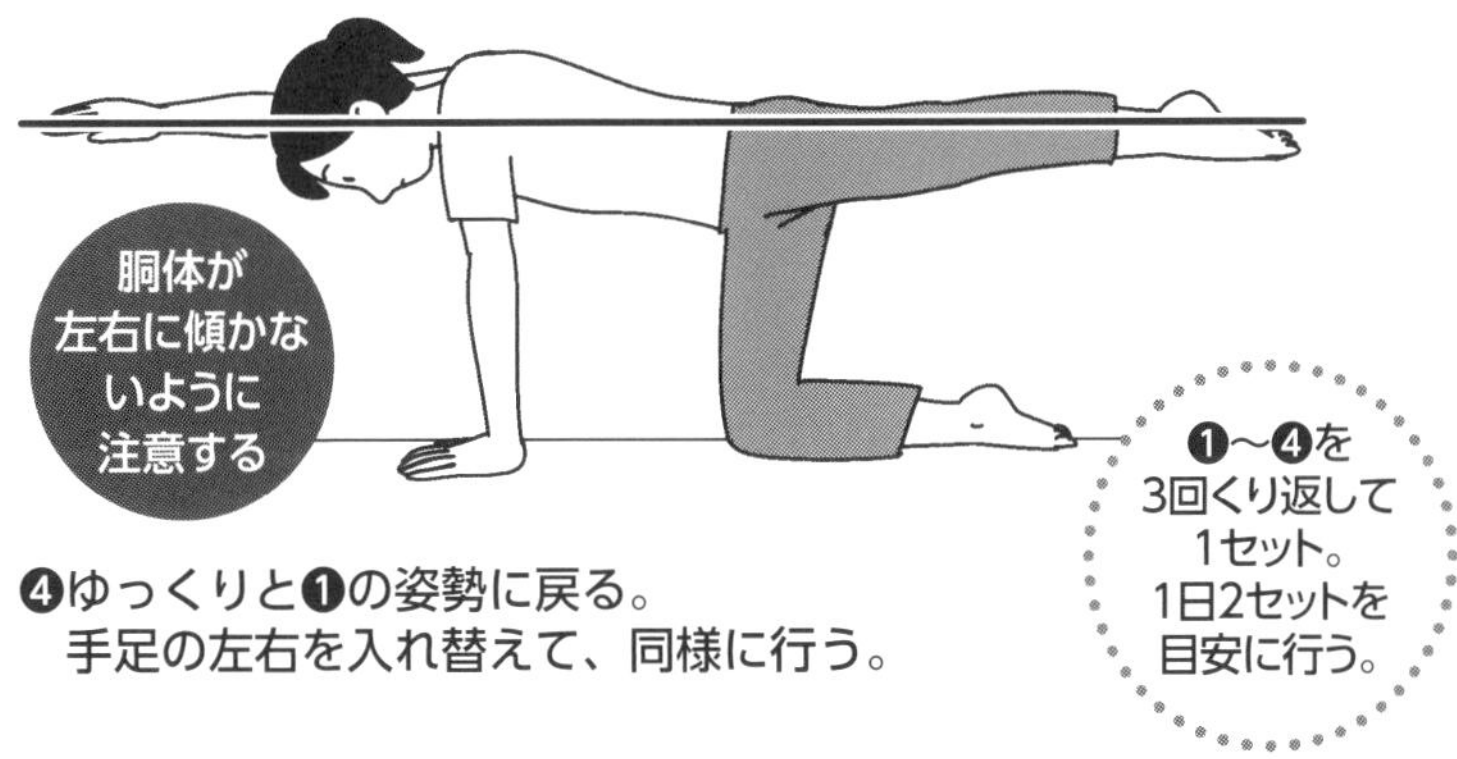

❶〜❹を
3回くり返して
1セット。
1日2セットを
目安に行う。

❹ゆっくりと❶の姿勢に戻る。
手足の左右を入れ替えて、同様に行う。

うまくできない人は、最初は足か腕だけを上げる。慣れてきたら、右腕と左足、左腕と右足を同時に上げるようにするといい。

Q 96 椎間板ヘルニアで手術が必要なのはどんなときですか？

発症から3ヵ月程度は保存療法を行いながら経過を見るのが一般的ですが、保存療法を6週間以上続けても改善が見られず、強い痛みがあって日常生活が不自由だったり、趣味など自分のしたいことができなかったりといった場合に、本人の希望があれば、医師と相談のうえで手術をすることがあります。

10メートルも歩けないような重度の間欠性跛行（こま切れにしか歩けなくなる症状）が見られる場合や、下肢の筋力が低下して歩きにくくなってきた場合には、早めに手術を行うことをおすすめします。

ヘルニアが重度になり、馬尾（脊髄の下端の神経の束）が障害されると、失禁や便もれなどの膀胱・直腸機能障害が現れることがあります。また、足首から先がダランと垂れ下がるマヒ症状（下垂足）が現れ、歩けなくなる場合もあります。このようなときは急いで手術をする必要があります。放置すればこれらの症状が回復せず、後遺症として残る可能性が高くなるからです。

Q97 椎間板ヘルニアでは、どのような手術が行われますか？

従来から行われているのは「ラブ法（椎間板切除術）」という手術です。全身麻酔で腰部を4～5センチ切開して腰椎（背骨の腰の部分）についている筋肉をはがし、椎弓（椎骨の背中側の部分）の一部を削り、黄色靱帯（脊柱管の背中側にある丈夫な線維組織）を切除したうえで、医師が目で直接確認しながらヘルニアを切除します。

近年は、内視鏡を用いる手術が増えています。小さな切開部から管を差し込み、そこへ挿入した内視鏡や手術器具を用いてヘルニアを除去する方法です。

「MED（Micro Endoscopic Discectomy＝顕微内視鏡下椎間板切除術）」は内視鏡下手術の一種で、全身麻酔で腰部を切開し、筋肉をはがして椎弓を少し削り、黄色靱帯を切除し、背側からヘルニアを除去します。従来法に近い方法ですが、切開部は約16ミリと、格段に小さくてすみます。

内視鏡を使った手術の中でも、さらに切開部が小さい方法が、「FED*（Full Endoscopic Discectomy＝全内視鏡下椎間板摘出術）」です。局所麻酔で、約8ミリの小

＊出沢先生のクリニックで行われているPED（Percutaneous Endoscopic Discectomy＝経皮的内視鏡下椎間板ヘルニア摘出術）もFEDの一種。

腰椎椎間板ヘルニア手術の比較

	ラブ法	MED	FED
切開部	4～5センチ	16ミリ	8ミリ
麻酔	全身麻酔	全身麻酔	局所麻酔
出血	少量	ごく少量	ほとんどなし
切除する範囲	筋肉をはがす 椎弓・黄色靭帯を大きく切除	筋肉をはがす 椎弓・黄色靭帯を切除	ヘルニア以外ほとんど切除しない
手術時間	約50分	60～90分	60～90分
入院期間	1～3週間	1～2週間	1日か日帰り
術後の安静	2日程度ベッド上で安静にする	翌日には起立	数時間後には立ち歩きが可能
術後の痛み	あり	少ない	ほとんどなし

さな切開部から管を入れて手術を行います。ＭＥＤとは患部へのアプローチが異なり、椎間板の横からヘルニアを取り除きます。そのため筋肉をはがさずにすみ、出血がほとんどなく、原則として骨も削りません。傷口が小さく縫う必要がないため、小さなばんそうこうを貼(は)るだけで、抜糸も不要です。病状にもよりますが、術後は数時間で立ち歩くことができ、入院も１泊か、日帰りも可能です。デスクワークなどの軽作業なら、１週間程度で職場復帰が可能です。

ただし内視鏡下手術は高度な技術が必要な手術法です。信頼できる専門医を探すには、**日本整形外科学会のホームページ**（https://www.joa.or.jp）で、**「脊椎(せきつい)内視鏡下手術・技術認定医」**を検索するといいでしょう。

第12章

こむら返りを招く「糖尿病」についての疑問3

Q98 糖尿病の人は筋肉がつりやすいと聞きました。なぜですか？

糖尿病で高血糖（血液中のブドウ糖の濃度が高い状態）が続くと、活性酸素*（攻撃力の強い酸素）が大量に発生し、血管の細胞が傷つけられます。人体には修復作用がありますが、それが追いつかなくなると血管壁が厚くなり、血管が狭まって動脈硬化を起こし、血流が悪くなります。血流の悪化は、こむら返りの原因になります。

また、糖尿病発症から5～15年たつと、3大合併症が発症する危険性が高まります。末梢神経が傷つく**「糖尿病神経障害」**、腎機能が低下する**「糖尿病腎症」**、目の網膜が傷つく**「糖尿病網膜症」**です。このうち糖尿病神経障害は、高血糖が続いて神経細胞の中にソルビトールという物質が蓄積され、末梢神経の細胞が傷ついてしまうことから起こります。末梢神経が傷つくと神経の働きが悪くなり、さまざまな症状が現れますが、**筋肉の収縮・弛緩のコントロール機能が低下することで筋肉のつりが頻発**するようになります。糖尿病腎症でも、腎機能が低下して腎臓で老廃物をうまくろ過できなくなり、**電解質異常**などを招いて、筋肉のつりにつながることがあります。

＊ 活性酸素を吸着し炎症を抑える作用のあるホルモン（グルココルチコイド）と同じ働きをするステロイド薬（ブロック注射などに使用）は、同時に血糖値を上昇させる作用もあるため、糖尿病の人に使用する場合は慎重な血糖コントロールが必要。

Q 99 糖尿病の治療はどう行いますか？

糖尿病は、血液中のブドウ糖の量を調整する「インスリン」というホルモンの働きが低下することで、高血糖状態が続く病気です。自覚症状が現れにくく、初期段階ではほぼ無症状です。しかし、しだいに異常なのどの渇きや頻尿、疲れやすさ、手足のしびれといった症状が現れ、病気が進行すれば、合併症につながる恐れがあります。

糖尿病と診断されたら、早めに治療を始めることが大切です。

糖尿病には、なんらかの原因ですい臓の機能が破壊されてインスリンが全く分泌（ぶんぴつ）されない「１型糖尿病」と、インスリンの分泌量が不足、あるいは分泌されても働きがよくない「２型糖尿病」があります。１型糖尿病はインスリンが全く分泌されないため、インスリン製剤の注射などで補う治療が必要です。

糖尿病では血糖値をコントロールすることが最も重要なので、治療の基本は、糖尿病専門医の指示に基づいて行う、食事療法と運動療法が治療の中心になります。特に2型糖尿病は運動不足や食べすぎなどから起こるので、生活習慣の改善が特に重要になります。こうした生活習慣の改善が、こむら返りの予防・改善にもつながります。

食事・運動療法だけでは血糖値が十分に下がらない場合には薬物療法も行いますが、生活習慣を改善して血糖値をきちんとコントロールできれば、薬が不要になるほどの改善を見ることもあります。

①食事療法……食事療法の基本は、必要以上のエネルギーをとらないようカロリーコントロールをすることです。1日にとるカロリーは、身長とBMI（体格指数。150ページ参照）から目標体重を求め、日常の活動量などを考慮したうえで決めます。

②運動療法……運動は血糖値の良好なコントロールにつながるほか、インスリンの効きがよくなり、脂質をエネルギーに換える能力が高まる効果もあります。『糖尿病診療ガイドライン2019』（日本糖尿病学会）では、ウォーキングやジョギングなどの有酸素運動を中強度（ややきつい）で週に150分かそれ以上、週に3回以上（運動をしない日が2日間以上続かないように）行うことをすすめています。週に2～3回（2日間連続して行わない）、スクワットなどの筋力トレーニングを行うことも併せて推奨しています。

③薬物療法……インスリンの分泌をよくする薬（DPP-4阻害薬など）、インスリンの効きをよくする薬（ビグアナイド薬、チアゾリジン薬）、ブドウ糖の吸収・排泄を調節する薬（α-グルコシダーゼ阻害薬、SGLT2阻害薬）などが処方されます。

Q100 糖尿病の人がこむら返りを防ぐにはどうすればいいですか？

血糖値を良好にコントロールすることが第一です。バランスの取れた食事と適度な運動を行って高血糖が改善されれば、糖尿病神経障害や糖尿病腎(じん)症などの合併症の予防・改善につながり、同時に、筋肉がつることも少なくなっていきます。

特にウォーキングなどの有酸素運動は血流をよくし、血糖コントロールに効果的です。筋肉を維持・増強できるのでこむら返り防止にもいい運動です。ただし、糖尿病の人は運動中や運動後に低血糖を起こす恐れもあるので、必ず糖尿病専門医の指示に従って行ってください。血糖値が著しく高い（空腹時血糖250㍉グラム以上）ときや血圧が高いとき、脈拍数が高い、体調が悪いといったときは、運動を休むようにします。

次ページで紹介する「手の先のばし」「爪先のばし」は、天気が悪くウォーキングができない日にも、家の中で手軽に行えるのでおすすめです。テレビを見るとき、休憩で腰かけたときなど、ちょっとした時間に行う習慣をつければ、血流をよくし、末梢(まっしょう)神経の働きを改善することで、糖尿病神経障害やこむら返りの予防に役立ちます。

「手の先のばし」

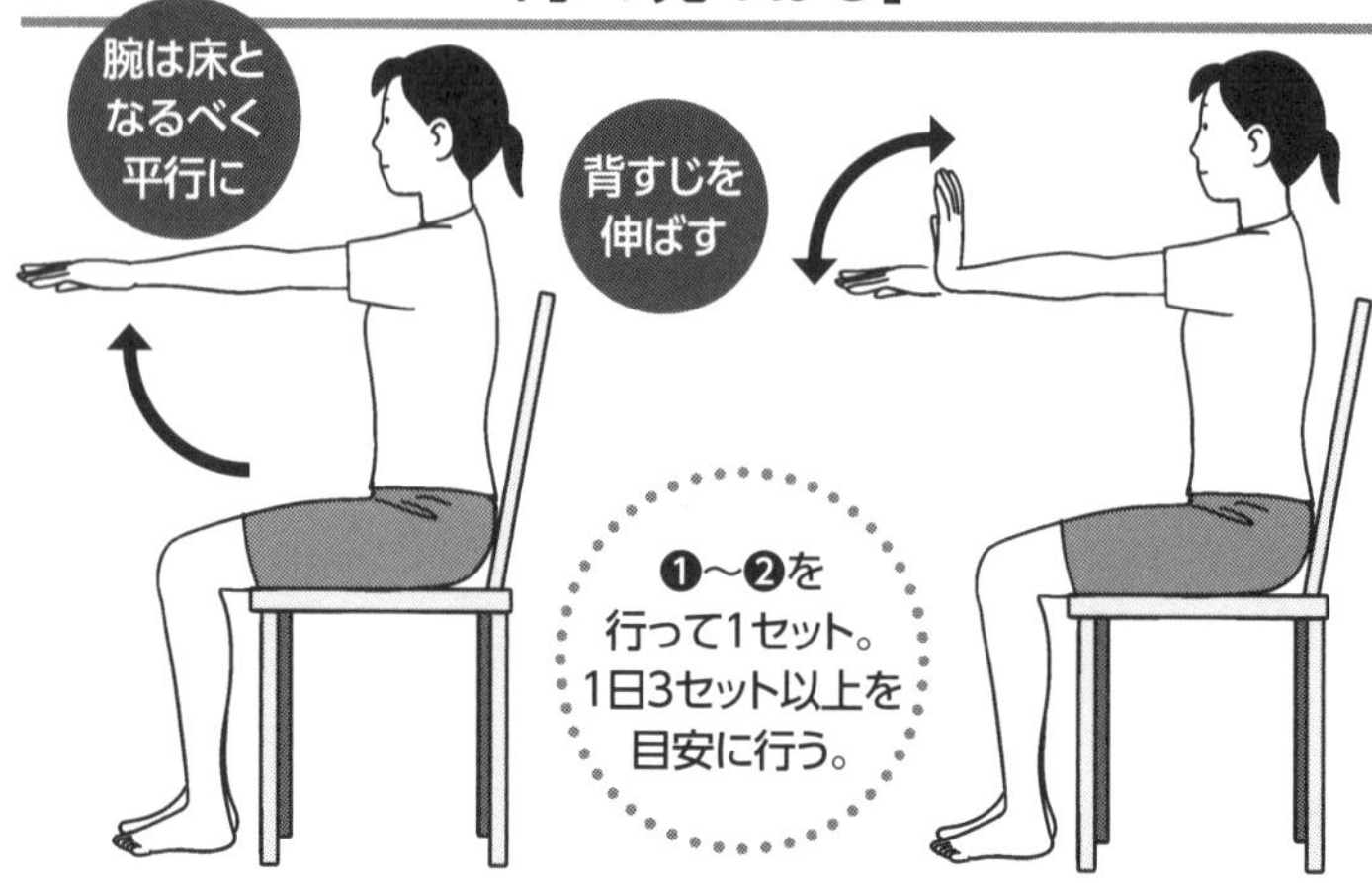

❶背すじを伸ばしてイスに座り、両手を前に上げる。

❷手首の曲げ伸ばしを 10 回くり返す。終わったら腕を下ろす。

「爪先のばし」

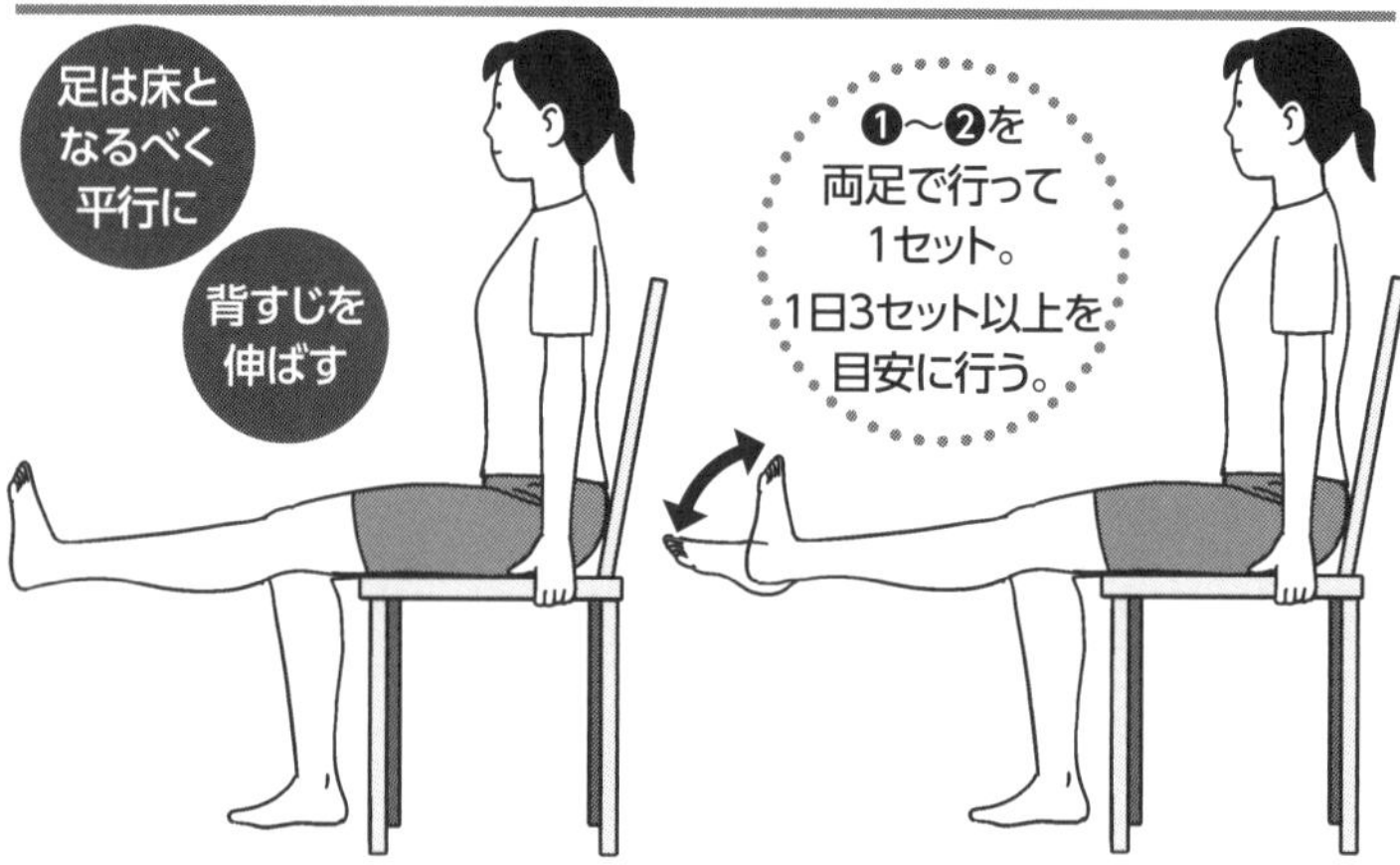

❶背すじを伸ばしてイスに座り、片足を前に上げる。

❷上げたほうの足の足首を 10 回曲げ伸ばしする。反対側も同様に行う。

第13章

こむら返りを招く「閉塞性動脈硬化症」についての疑問4

Q 101 歩行中にこむら返りが起こった場合、どんな病気が疑われますか？

まれに起こる程度なら、特に心配はない場合がほとんどです。買い物やハイキングなどで特によく歩いたときなどは、筋肉疲労や水分不足などの理由から、歩行中にこむら返りを起こすことは、年齢や性別に関係なく誰にでもあります。

歩いているときに足がつり、休まざるを得なくなるようなことがしょっちゅう起こる場合は、腰椎（背骨の腰の部分）の病気（腰部脊柱管狭窄症、腰椎椎間板ヘルニアなど。第10・11章参照）や、閉塞性動脈硬化症（末梢動脈疾患）といった病気の疑いがあります。腰部脊柱管狭窄症や腰椎椎間板ヘルニアでは、腰椎の障害によって神経が圧迫されることから、坐骨神経（腰椎から下肢へ伸びている神経）に影響が及び、こむら返りがよく起こります。下肢に動脈硬化が起こる閉塞性動脈硬化症でも、血流の悪化から神経の働きが悪くなり、こむら返りが頻発します。

1週間に1回以上のペースでこむら返りが起こり、それが長期間続くような場合には、これらの病気などが原因になっている疑いがあります。

Q102 閉塞性動脈硬化症はどんな病気ですか？

心臓から出た大動脈は胴体を下へ向かい、骨盤のところで2つに分かれ、左右の太ももを通ってひざ裏へ回り、ふくらはぎから足指の先に至ります。骨盤・太もも・ふくらはぎを通る太い血管で動脈硬化が起こると血流が途絶え、下肢に酸素や栄養が送られなくなって、さまざまな症状が現れます。これを閉塞性動脈硬化症（ASO）[*1]といい、進行性の病気です。末梢動脈疾患（PAD）[*2]とも呼ばれます。

病気が初期のうちは症状がありません。動脈硬化が進み、血管が狭くなると、血流が悪くなって歩くために必要な血液が足に行き渡らなくなり、歩行中に足が痛んだりこむら返りが起こったりし

閉塞性動脈硬化症の重症度分類

<table>
<tr><th colspan="2">フォンテイン分類</th><th colspan="3">ラザフォード分類</th></tr>
<tr><th>グレード</th><th>症状</th><th>グレード</th><th>カテゴリー</th><th>症状</th></tr>
<tr><td>Ⅰ</td><td>無症状</td><td rowspan="2">0</td><td>0</td><td>無症状</td></tr>
<tr><td rowspan="3">Ⅱ</td><td rowspan="3">間欠性跛行</td><td>1</td><td>軽度跛行</td></tr>
<tr><td rowspan="2">Ⅰ</td><td>2</td><td>中等度跛行</td></tr>
<tr><td>3</td><td>高度跛行</td></tr>
<tr><td>Ⅲ</td><td>安静時痛</td><td>Ⅱ</td><td>4</td><td>安静時痛</td></tr>
<tr><td rowspan="2">Ⅳ</td><td rowspan="2">潰瘍・壊死</td><td rowspan="2">Ⅲ</td><td>5</td><td>潰瘍、小範囲の壊死</td></tr>
<tr><td>6</td><td>広範囲の組織の欠損</td></tr>
</table>

（寺尾享・金景成編『手足のしびれ・痛み診療』から引用改変）

＊1 ASO: Arteriosclerosis Obliterans（＝閉塞性動脈硬化症）
＊2 PAD: Peripheral Artery Disease（＝末梢動脈疾患）

て、間欠性跛行（こま切れにしか歩けなくなる症状）が現れます。

動脈硬化が進行して血流が極端に悪くなった状態を「重症下肢虚血」といい、安静にしていても足が痛むようになってきます。

さらに進行すれば、靴ずれなどのちょっとした傷から足の指やかかとなどに潰瘍（皮膚の表面組織が欠損してその下の組織が露出する状態）ができたり、壊死（潰瘍が進行し、部分的に組織が死滅した状態）したりして、足の切断に至ることもある恐ろしい病気です。

しかし、閉塞性動脈硬化症は早い段階で適切な治療をすれば進行を防ぐことができる病気なので、早めの受診が大切です。

動脈硬化の進行

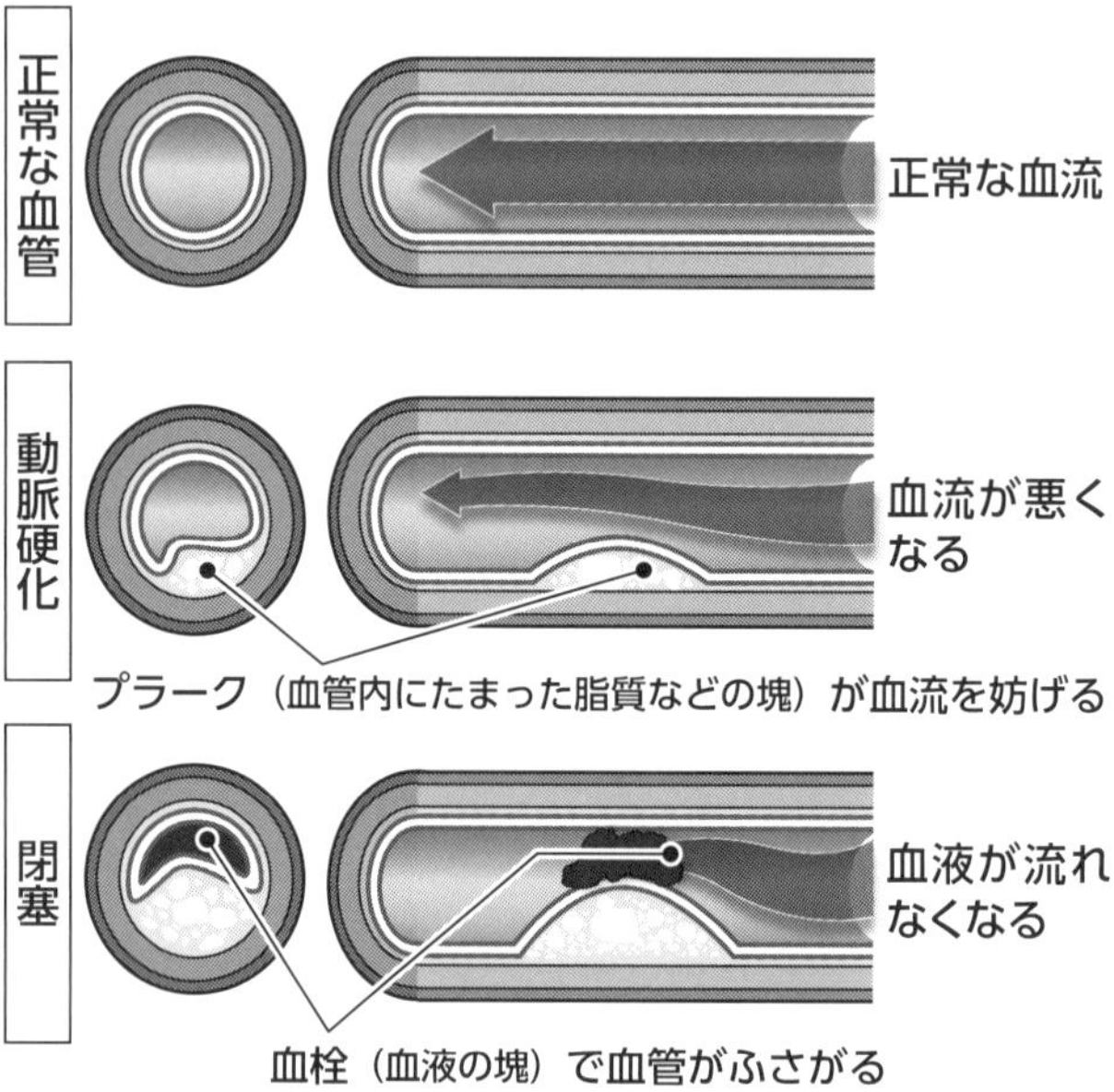

正常な血管

正常な血流

動脈硬化

血流が悪くなる

プラーク（血管内にたまった脂質などの塊）が血流を妨げる

閉塞

血液が流れなくなる

血栓（血液の塊）で血管がふさがる

Q103 閉塞性動脈硬化症は、脊柱管狭窄症とどう見分けますか？

閉塞性動脈硬化症（末梢動脈疾患）と、腰部脊柱管狭窄症の症状はよく似ています。腰部脊柱管狭窄症の典型的な症状に間欠性跛行（こま切れにしか歩けなくなる症状）がありますが、これは閉塞性動脈硬化症でもしばしば見られます。また、足が冷えたりしびれたりといった症状や、こむら返りがよく起こることも共通しています。

ところが、両者では、間欠性跛行が起こったときの回復のしかたが全く違います。どちらも「少し歩くと足の痛みやしびれでそれ以上歩けなくなり、立ち止まって休むと回復する」点では同じです。しかし、前かがみになって休めば症状が治まる腰部脊柱管狭窄症に対し、閉塞性動脈硬化症の場合は姿勢に関係なく、休めば回復します。

腰部脊柱管狭窄症は腰を丸めると腰椎の背中側にある脊柱管が広がり、脊柱管内部の神経（馬尾）の血流が回復して症状が和らぎます。これに対して、閉塞性動脈硬化症では筋肉の血流が滞ることから間欠性跛行が起こるため、脊柱管の状態は影響せず、ふくらはぎを含めた下肢の筋肉の血流が回復するまでに比較的時間がかかります。また、腰部脊柱管狭窄症の人は自転車をこいでも症状が出ませんが、閉塞性動脈硬化症の人には足の痛みが現れます。これも「腰を丸めると脊柱管が広がる」という理由からです。

両者を見分けるもう1つの決め手は、足の脈拍です。閉塞性動脈硬化症では下肢（かし）の血管がつまって足の血圧が下がるため、脈拍がほとんど消失することもあります。腰部脊柱管狭窄症ではこのようなことは起こりません。医師が両者を鑑別するさいにも、上腕と足首の血圧を測り、その差を診断の材料にします。

なお、腰部脊柱管狭窄症の患者さんの中には、閉塞性動脈硬化症を合併している人もいます。その場合は、重いほうの治療を優先しますが、同程度であれば、閉塞性動脈硬化症の治療が優先されます。足以外の脳や心臓でも動脈硬化が起こっている可能性が高く、生命に危険が及ぶ場合があるからです。

腰部脊柱管狭窄症と閉塞性動脈硬化症の違い

	閉塞性動脈硬化症（血管性）	腰部脊柱管狭窄症（神経性）
こむら返り	**あり**	**あり**
安静時の痛み	あり	あり
足の冷え・しびれ	あり	あり
間欠性跛行	あり	あり
腰痛	なし	あり
前かがみで症状緩和	なし	あり
自転車こぎでの痛み	あり	なし
足の脈	触れない、弱い	正常
足の皮膚の色	青白い	正常

Q104 閉塞性動脈硬化症には、どのように対処すればいいですか？

閉塞性動脈硬化症が進行して安静時にも足が痛んだり、潰瘍・壊死などの重い症状が現れたりする事態をさけるためには、遅くとも間欠性跛行（こま切れにしか歩けなくなる症状）が現れた段階で医療機関を受診しましょう。

閉塞性動脈硬化症の治療は、全身の動脈硬化の治療です。血管は全身に張りめぐらされており、下肢の血管で動脈硬化が起こっているということは、そのほかの血管でも起こっている可能性があります。動脈硬化を放置すれば、脳卒中や心血管病など、重大な病気を招く恐れもあるからです。

動脈硬化は、主に高血圧・脂質異常症・喫煙・糖尿病・肥満から起こります。これを5大危険因子といい、危険因子が2つ3つと重なるにつれ、動脈硬化が加速度的に進んでいきます。また、加齢により血管が硬くもろくなることから、高齢者は動脈硬化になりやすく、血管をしなやかに保つためには女性ホルモンが関係することから、男性や閉経後の女性も動脈硬化になるリスクが高いとされています。

年齢や性別は変えることができませんが、そのほかのリスクは小さくすることができます。したがって、治療は5大危険因子を取り除くことが柱です。そのために、生活習慣を改善しましょう。喫煙者であれば禁煙し、肥満があれば食生活を見直し、体を動かす習慣をつけて、肥満を解消します。アルコールは血管を拡張し一時的に血圧を下げますが、飲酒の習慣が長く飲酒量が多いほど高血圧のリスクが高まり、動脈硬化につながることがわかっています。節酒か、できれば禁酒が望ましいでしょう。

閉塞性動脈硬化症では運動療法が重要です。ウォーキングなどの適度な運動を習慣にして、血液が不足している足への血流を増やしましょう。運動は、こむら返りの改善や、肥満、糖尿病、脂質異常症といった病気の予防・改善にも役立ちます。

薬物療法としては、血液を固まりにくくする薬（抗血小板薬）や、血管を広げて血流をよくする薬（血管拡張薬）が処方されます。

安眠できないほどの痛みや潰瘍・壊死が現れるほどの重症下肢虚血(きょけつ)の場合は、足の血流を回復するための「血行再建術」が行われます。血行再建術には、血管内にバルーン（風船）やステント（金属製の網状の筒）を入れ、狭まったりつまったりしている血管を広げる「血管内治療」や、人工血管または自分の血管を移植して血管にバイパスを作る手術などがあります。

第14章

ふくらはぎ以外の筋肉がつったときの応急処置法についての疑問7

Q 105 「すね」がつってしまいました。どうすれば治りますか？

すねがつったときの対処法は、すねの筋肉「前脛骨筋（ぜんけいこつきん）」を伸ばすことです。足の甲とすねが一直線になるように伸ばすと、前脛骨筋をうまく伸ばすことができます。床や壁を利用して爪先を押しつけたり、腰かけて手で爪先をつかんだりして伸ばすといいでしょう。次㌻の「足の甲のばし」を参考にしてください。

すねの前脛骨筋は、爪先を上げるための筋肉で、歩くとき、走るとき、また、スポーツ時にもフルに働きます。そのため、ウォーキングや運動の途中や終わった後に、筋肉疲労からつりやすくなります。また、坂道や階段を下るときは、すね側の筋肉がつりやすいので注意しましょう。すねのつりは腰椎（ようつい）（背骨の腰の部分）の病気の人にもよく見られますが、特に腰椎椎間板（ついかんばん）ヘルニアの人はすねがつることが多いようです（164㌻参照）。

前脛骨筋

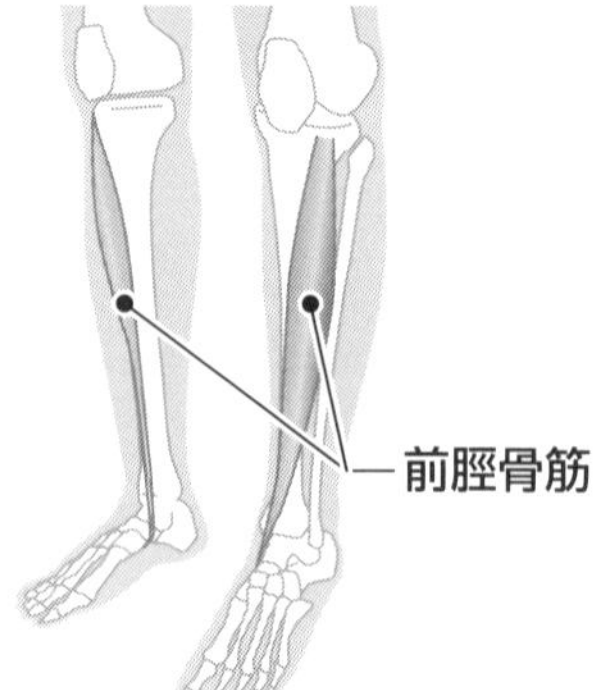

すねがつったときの「足の甲のばし」

壁を利用する「足の甲のばし」

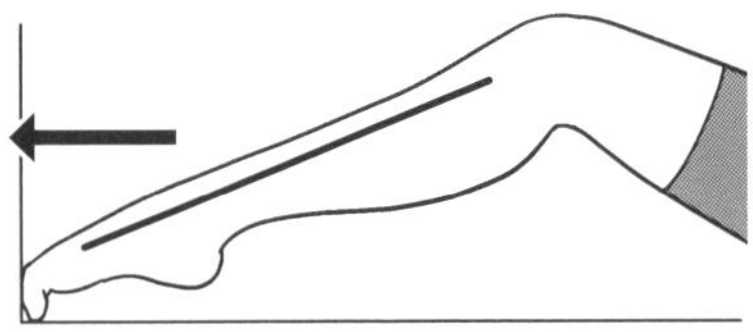

睡眠中に起こった場合は、寝たまま壁などに足の爪先を押しつけ、ゆっくりとすねを伸ばす。足の甲とすねを一直線にするつもりで伸ばすといい。

足のつりが解消され、痛みが和らぐまで続ける。

座って行う「足の甲のばし」

つったほうの足を後ろに引いて爪先を床につけ、足の甲を床につける気持ちで、ゆっくりとすねを伸ばす。

すねを伸ばすときに口からフーッと息を吐く

ベッドに腰かけていて足を後ろに引けない場合などは、つったほうの足をひざに乗せ、手で爪先をつかんで、ゆっくりとすねを伸ばす。

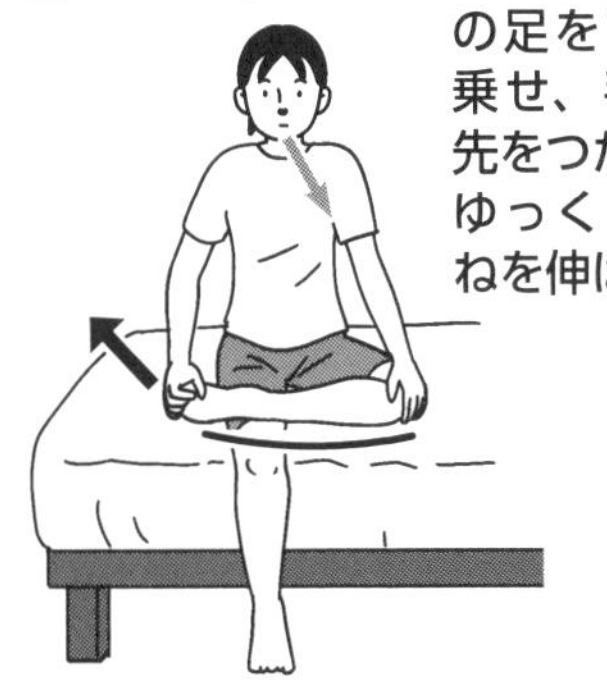

立って行う「足の甲のばし」

壁の近くに立ち、手で体を支えながら、つったほうの足を後ろに引いて爪先を床につけ、足の甲を床につける気持ちで、ゆっくりとすねを伸ばす。

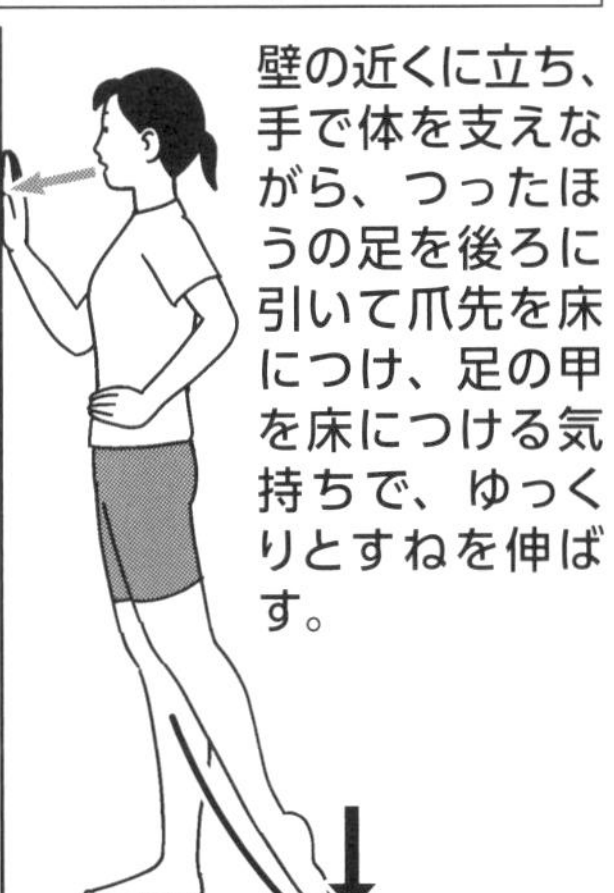

Q106 「お尻」がつってしまいました。治し方を教えてください。

お尻（しり）には多くの筋肉がありますが、つりやすいのは深部にある梨状筋（りじょうきん）です。道を曲がろうと方向転換するときなどに、股関節（こかんせつ）を外旋（がいせん）（体の外側へ回す）するために使われる筋肉です。長時間の歩行、スポーツなどで股関節をよく動かした後には、筋肉疲労からつりやすくなります。逆に、長時間のデスクワークなどでお尻が圧迫されつづけたときも、つりやすくなることがあります。いずれも、動作や姿勢によって梨状筋*に負担がかかり、筋肉がこわばったり、血流が悪くなったりすることが原因と考えられます。

お尻がつったときは、つったほうの足を台に乗せて股関節を曲げ、股関節を内旋（体の内側へ回す）させる**「梨状筋のばし」**を試してください。上半身は逆向きにねじるようにすると、お尻の筋肉をさらに伸ばしやすくなります（次ジペー参照）。

梨状筋

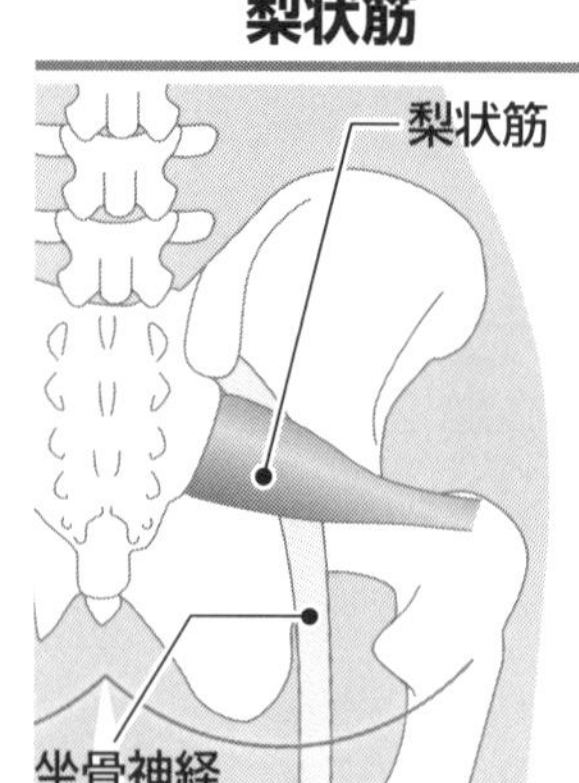

＊梨状筋によって坐骨神経が締めつけられ坐骨神経痛が生じる「梨状筋症候群」の場合は、FES（Full Endoscopic Surgery=完全内視鏡下手術）で梨状筋と坐骨神経を切り離すケースもある。

お尻がつったときの「梨状筋のばし」

立って行う「梨状筋のばし」（右側がつった場合で説明）

❶右足をベッドやイスなどに乗せ、左手でひざをつかみ、右手をお尻に置く。

❷左腕を曲げて右ひざを内側へ回すと同時に、顔と上半身を右にひねるように回し、ゆっくりとお尻を伸ばす。

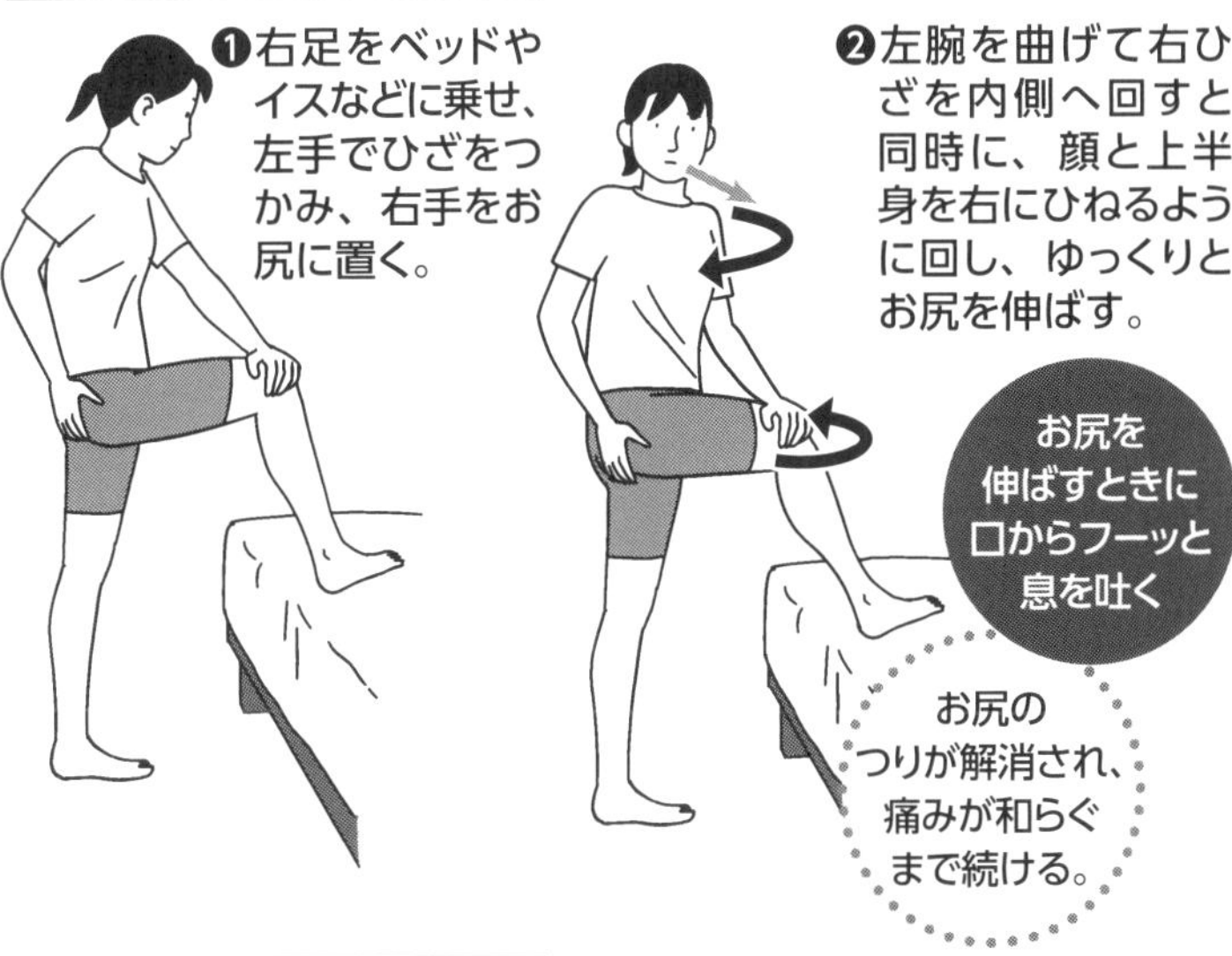

寝て行う「梨状筋のばし」（右側がつった場合で説明）

❶あおむけになって右足を上げ、左手で右ひざをつかむ。

❷右ひざを左胸のほうへ引き寄せるようにして、ゆっくりとお尻を伸ばす。

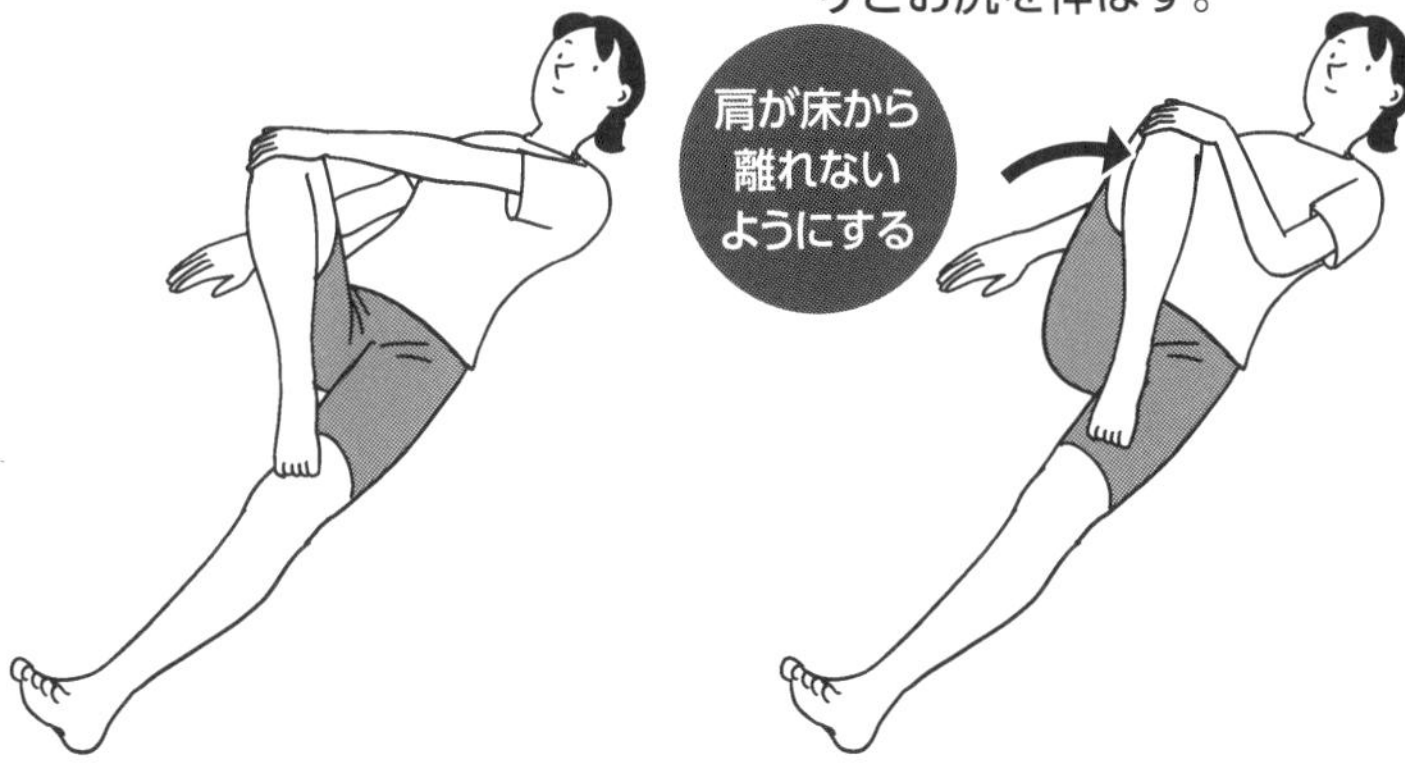

Q 107 「首・肩」のつったような痛みはどう治せばいいですか？

首や肩のこりは誰もが経験したことがあるでしょう。こりは、筋肉疲労でこわばった状態なので、首や肩の筋肉がつることもあります。多くは、伸びをしたり腕を上げたりした拍子に、筋肉がキュッと縮むと同時に痛みが走ります。これは首から肩にかけての筋肉、僧帽筋（そうぼうきん）や肩甲挙筋（けんこうきょきん）のつりです。僧帽筋は、ちょうどパーカーのフードを背中に垂らしたような形の大きな筋肉です。肩甲挙筋は深い層にあり、肩甲骨と一番上の頚椎（けいつい）（背骨の首の部分）をつないでいます。いずれも首や肩、腕を動かすときに使う筋肉です。「僧帽筋・肩甲挙筋のばし」でじっくりと伸ばしましょう（次ジペー参照）。

足以外の首・肩などがしばしばつる人は、糖尿病や肝臓病などで、全身の血流が悪くなっている可能性もあります。50ジペーの表を参考に、筋肉のつりのほかに気になる症状がある場合は、医師に相談してください。

僧帽筋と肩甲挙筋

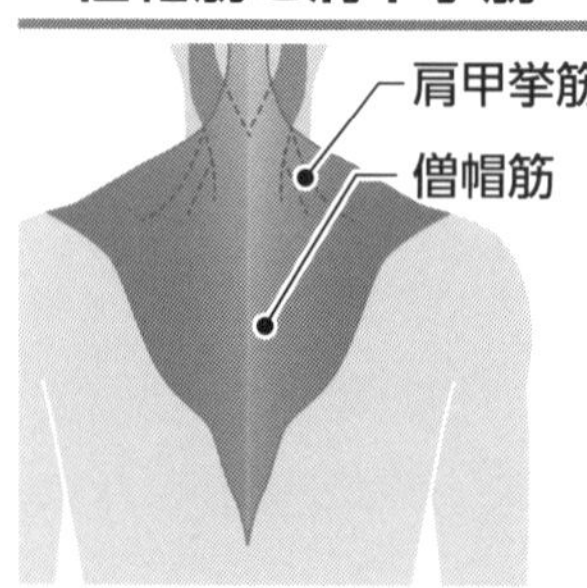

首・肩がつったときの「僧帽筋・肩甲挙筋のばし」

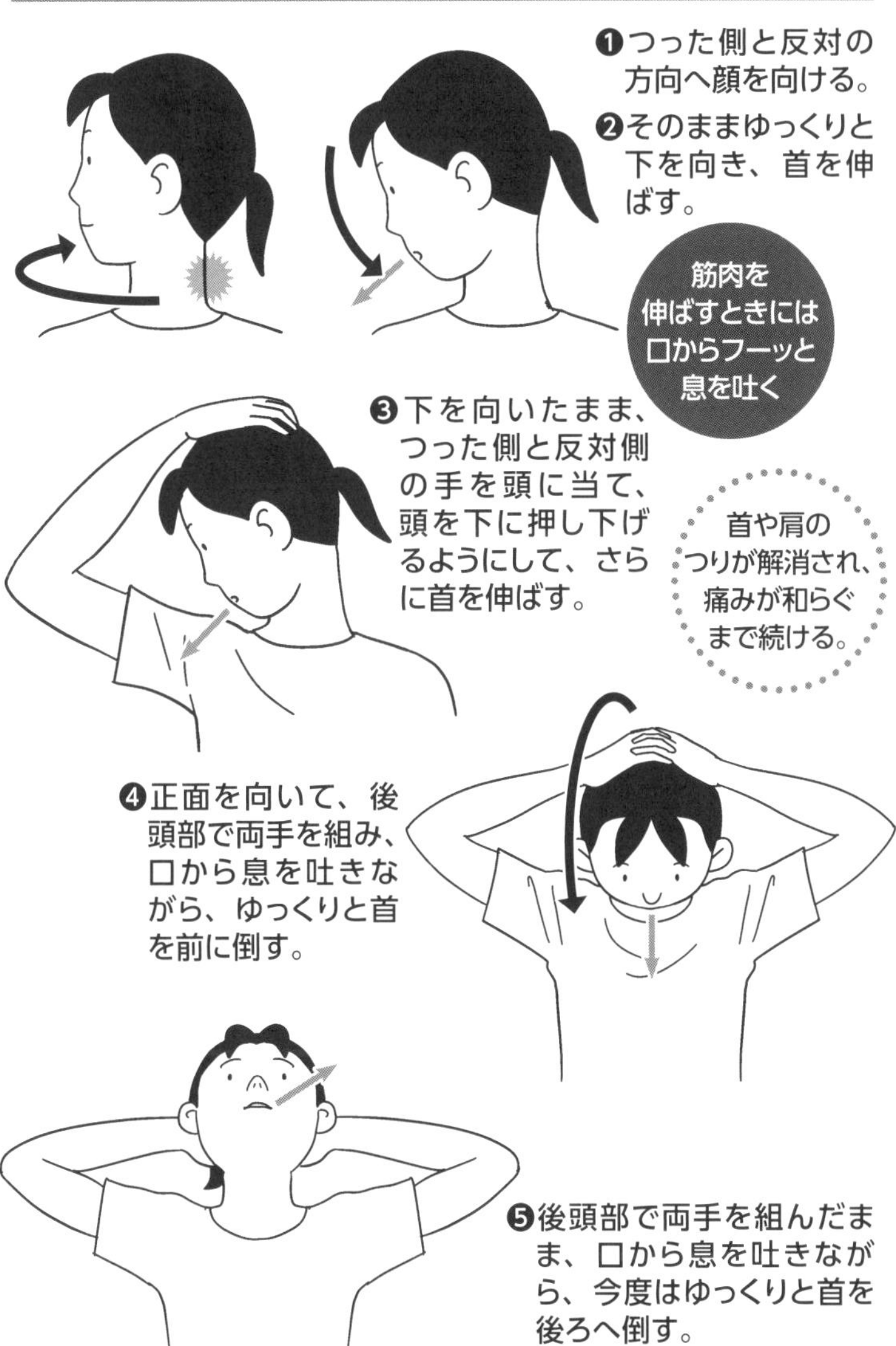

❶つった側と反対の方向へ顔を向ける。
❷そのままゆっくりと下を向き、首を伸ばす。
筋肉を伸ばすときには口からフーッと息を吐く
❸下を向いたまま、つった側と反対側の手を頭に当て、頭を下に押し下げるようにして、さらに首を伸ばす。
首や肩のつりが解消され、痛みが和らぐまで続ける。
❹正面を向いて、後頭部で両手を組み、口から息を吐きながら、ゆっくりと首を前に倒す。
❺後頭部で両手を組んだまま、口から息を吐きながら、今度はゆっくりと首を後ろへ倒す。

Q 108

「胸」の筋肉がつったようです。治し方はありますか？

胸の筋肉がつる場合は、いわゆる「胸板（むないた）」と呼ばれる大胸筋のつりです。テニスなどのフォアハンドストローク（利き腕側でボールを打つ）では、腕を横から前に振る動きで、大胸筋の力を使っています。ドアノブを回すときのように腕をひねる動作でも、大胸筋が働いています。

腕を後ろへ伸ばすと大胸筋が伸びますが、筋肉がつったときには、それだけではよく伸びないので、壁を利用する**「大胸筋のばし」**をしましょう（次㌻参照）。

大胸筋のつりは心臓病と勘違いされることもありますが、実際に、心筋梗塞（こうそく）や狭心症では胸に痛みが走ります。特に左胸からあご、左肩から腕にかけて広がる痛みやしびれなどがある場合は、心筋梗塞などの疑いが強まります。このような症状を見逃さず、必要に応じて急いで救急車を呼びましょう（50㌻の表参照）。

大胸筋

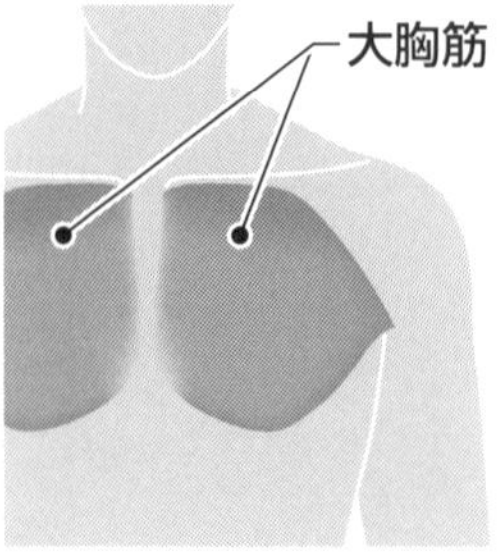

胸がつったときの「大胸筋のばし」

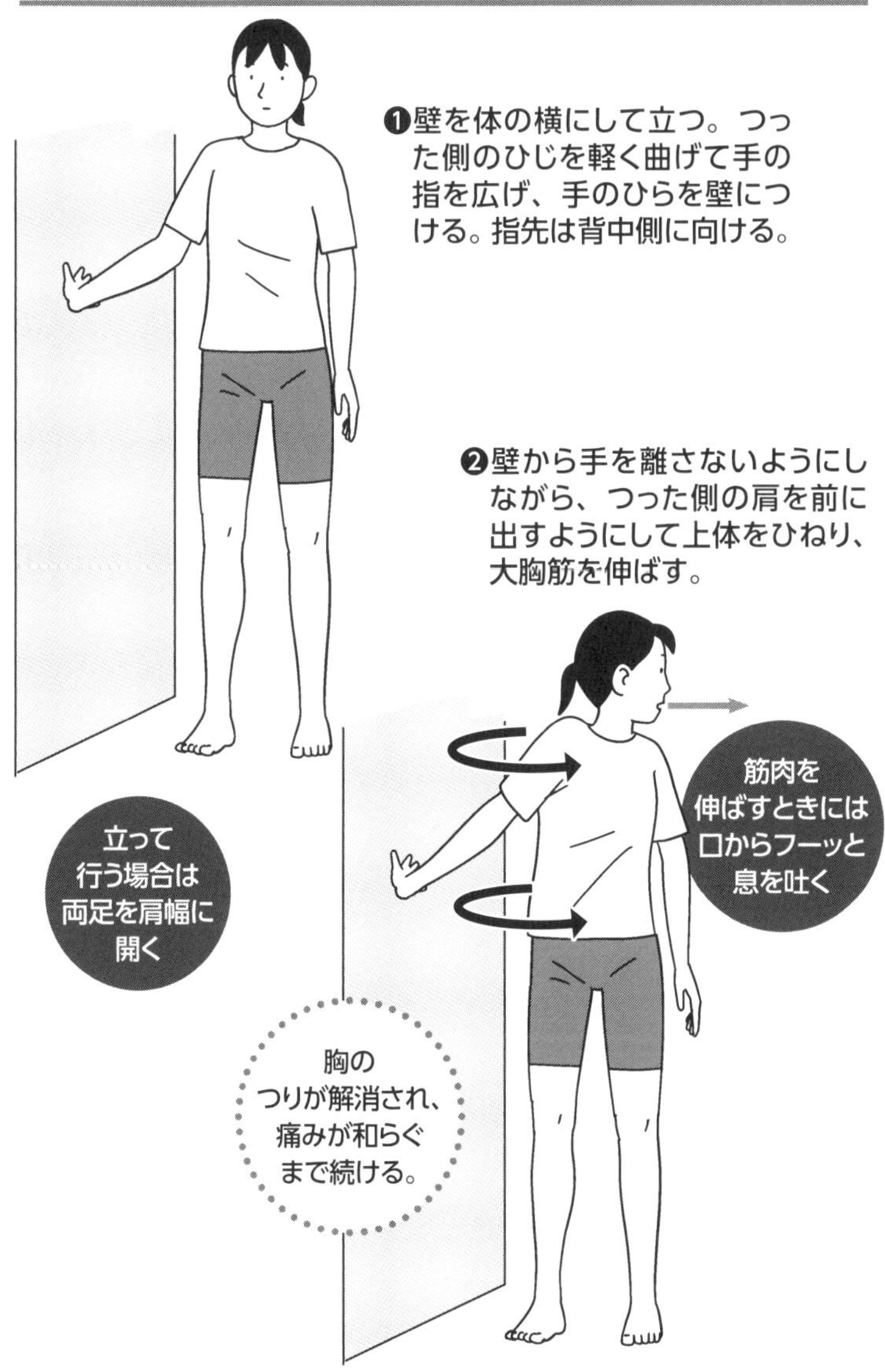

❶壁を体の横にして立つ。つった側のひじを軽く曲げて手の指を広げ、手のひらを壁につける。指先は背中側に向ける。
❷壁から手を離さないようにしながら、つった側の肩を前に出すようにして上体をひねり、大胸筋を伸ばす。
筋肉を伸ばすときには口からフーッと息を吐く
立って行う場合は両足を肩幅に開く
胸のつりが解消され、痛みが和らぐまで続ける。

Q 109 「背中」の筋肉がつってしまいました。どうすれば治りますか？

長い時間座ってデスクワークをした後などに、大きく伸びをした拍子に、背中や腰がつることがあります。長時間同じ姿勢を続けて筋肉がこわばっているところに急な伸びで背中や腰の筋肉を動かしたために、神経の誤作動が起こり、広背筋（こうはいきん）などの背中の筋肉がつってしまったのです。

こんなときは、背中から腰、太ももの裏、ふくらはぎまでを一気に伸ばす「広背筋のばし」で筋肉をほぐしましょう。広背筋の深層には、背すじを伸ばすための脊柱起立筋（せきちゅうきりつきん）など多数の筋肉があり、これらもいっしょにほぐして、全身の血流をよくすることができます。

デスクワーク中であれば、イスに座って上半身だけを伸ばしてもいいでしょう。左右両側で行えば、肩こりの改善にも役立ちます。

広背筋

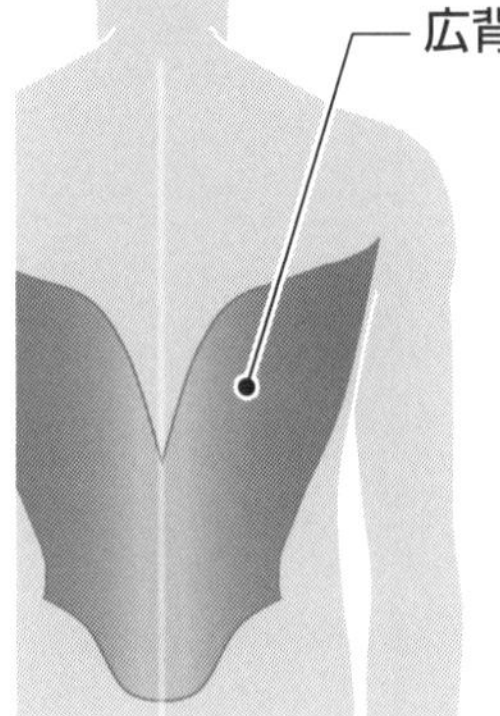

背中・腰がつったときの「広背筋のばし」

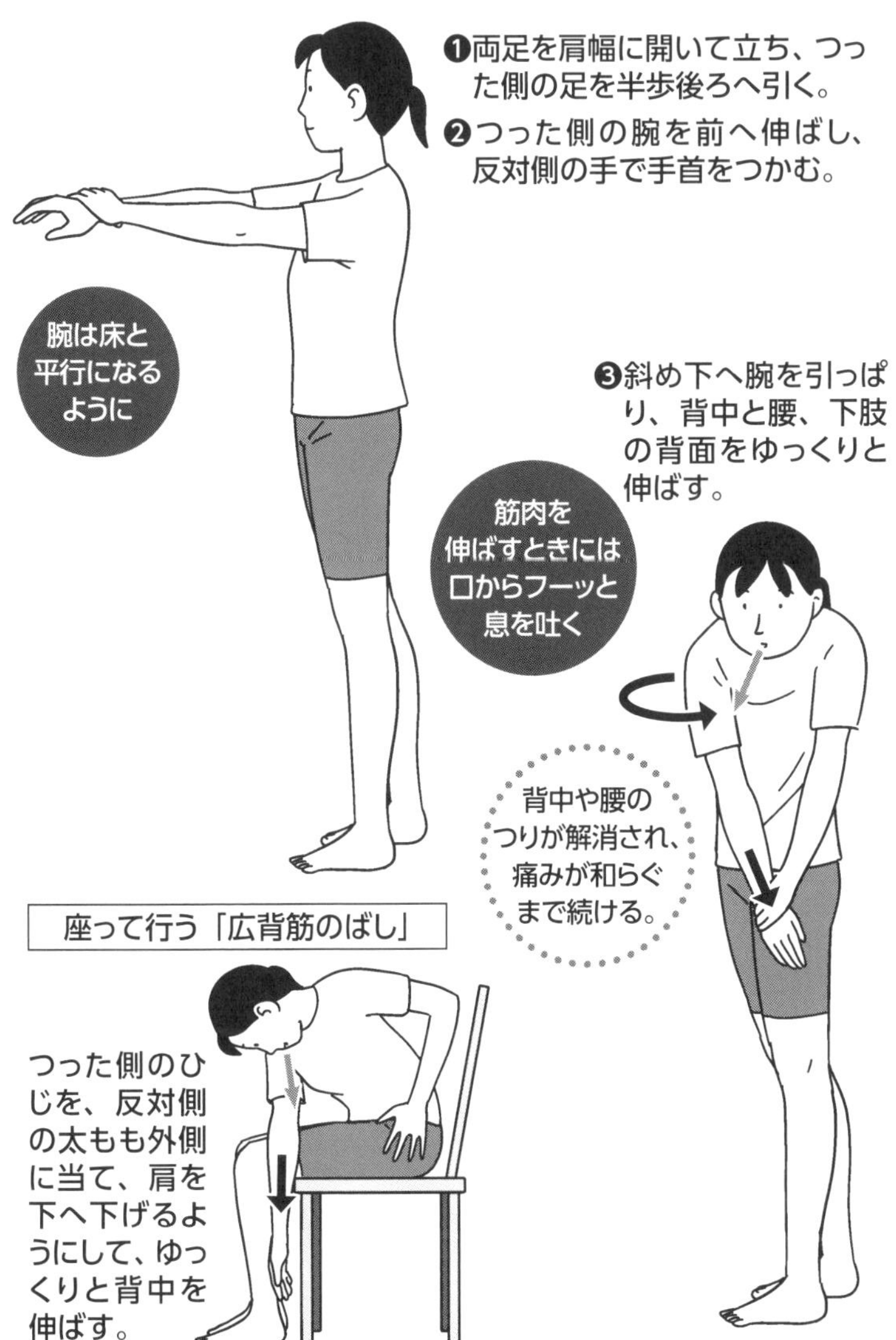

❶両足を肩幅に開いて立ち、つった側の足を半歩後ろへ引く。
❷つった側の腕を前へ伸ばし、反対側の手で手首をつかむ。
腕は床と平行になるように
❸斜め下へ腕を引っぱり、背中と腰、下肢の背面をゆっくりと伸ばす。
筋肉を伸ばすときには口からフーッと息を吐く
背中や腰のつりが解消され、痛みが和らぐまで続ける。
座って行う「広背筋のばし」
つった側のひじを、反対側の太もも外側に当て、肩を下へ下げるようにして、ゆっくりと背中を伸ばす。

Q110 「腕」の筋肉がつったときはどうすれば治まりますか？

腕の筋肉でつりやすいのは、上腕二頭筋と腕橈骨筋です。腕を曲げて「力こぶ」を作るときに使う筋肉で、力こぶに当たるのが上腕二頭筋です。人類の祖先が樹上生活をしていたときに木にぶら下がるために発達した筋肉で、抗重力筋（地球の重力に逆らって働く筋肉。31ページ参照）の一つです。抗重力筋は力を出しやすいよう縮みやすく、そのため、もともとつりやすい筋肉ですが、ふだんは脳によって縮みすぎないように制御されています。それが何かの拍子に神経が誤作動を起こすとつってしまうのです。日常的には、ひじを曲げるときや腕を上げるとき、腕を横から前に振るときなどに働いています。

つったときは、腕だけで十分に伸ばすのは難しいので、壁を利用して**「腕のばし」**をするといいでしょう（次ページ参照）。

上腕二頭筋と腕橈骨筋

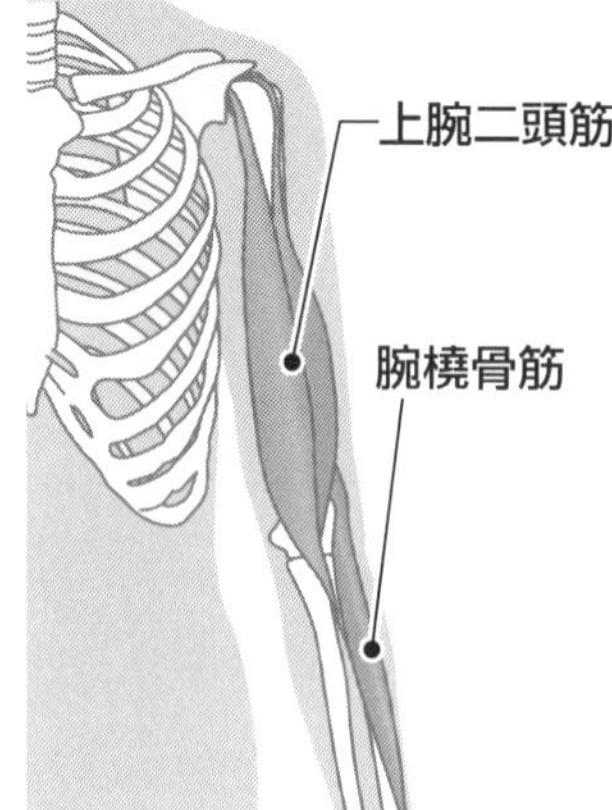

腕がつったときの「腕のばし」

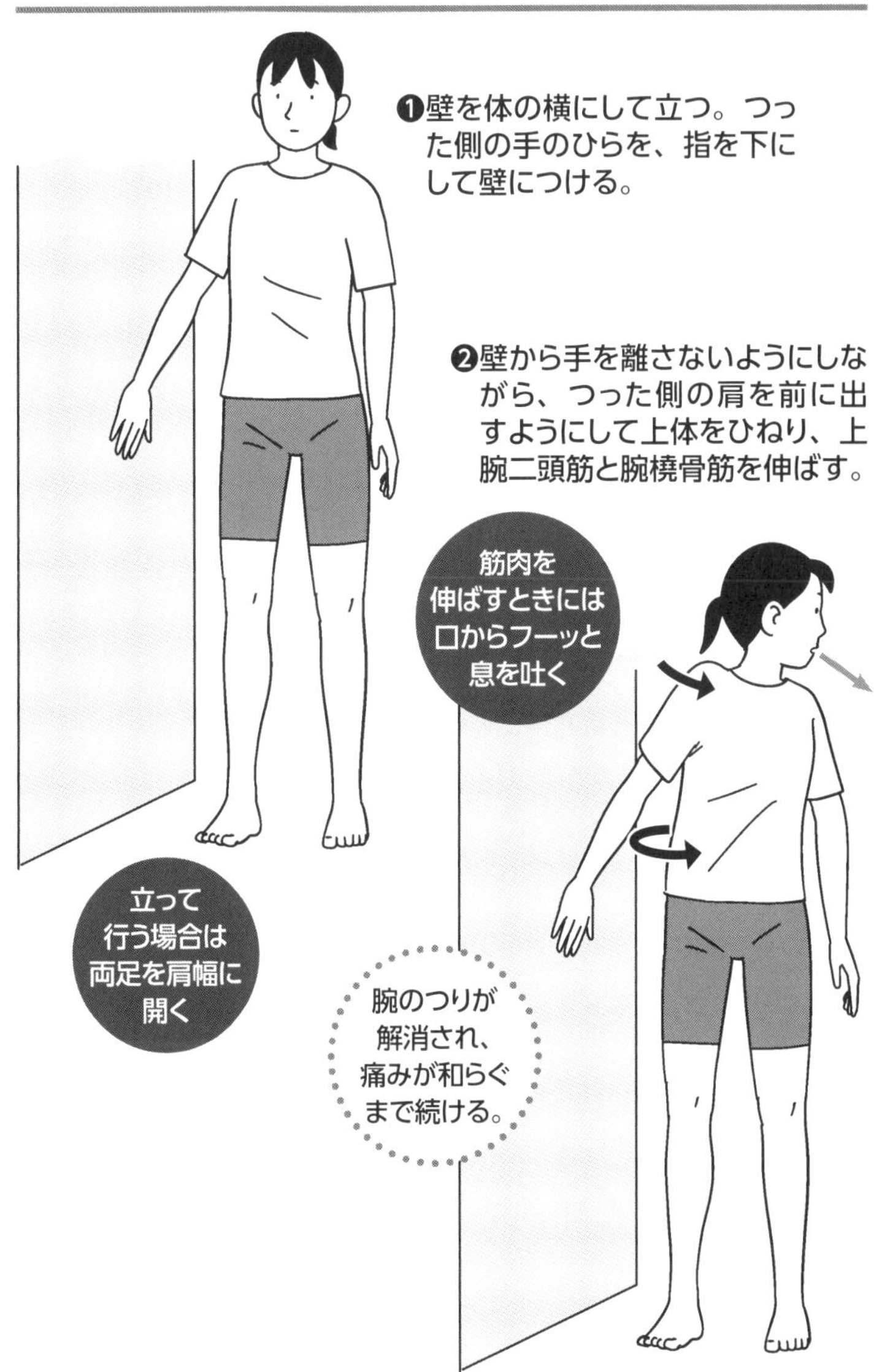

❶壁を体の横にして立つ。つった側の手のひらを、指を下にして壁につける。
❷壁から手を離さないようにしながら、つった側の肩を前に出すようにして上体をひねり、上腕二頭筋と腕橈骨筋を伸ばす。
筋肉を伸ばすときには口からフーッと息を吐く
立って行う場合は両足を肩幅に開く
腕のつりが解消され、痛みが和らぐまで続ける。

Q111

最近「手・指」がつることがあります。防ぎ方はありますか？

最近、手指や手首がつる人が増えています。「トルーソー徴候」*という、手首が曲がり、親指が手のひら側に引きつる、低カルシウム血症・低マグネシウム血症の人に見られる症状です。パソコンやスマートフォンを長時間使いつづけることで、筋肉の収縮にかかわるカルシウムを大量消費し、ミネラルバランスがくずれるからではないかと考えられています。手のつりの解消には、指を伸ばしながら手のひらを反らす「手のひら反らしのばし」を試してください。前ページの「腕のばし」も併せて行うと、さらに効果的です。

「手のひら反らしのばし」

❶つるほうの腕を伸ばし、手のひらを上に向ける。

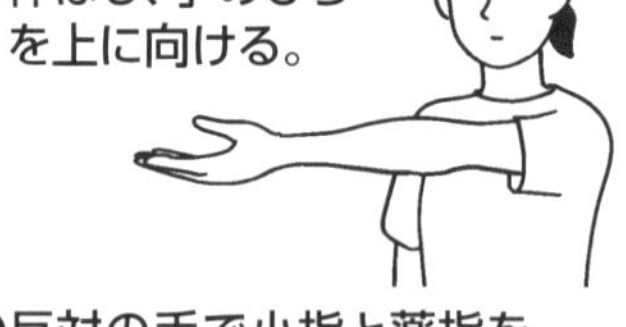

❷反対の手で小指と薬指を持って手のひらを反らす。

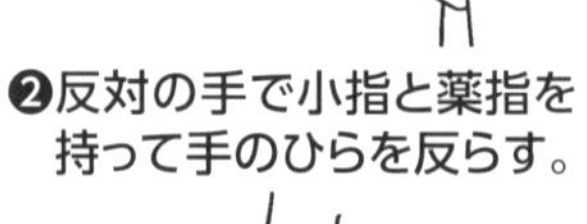

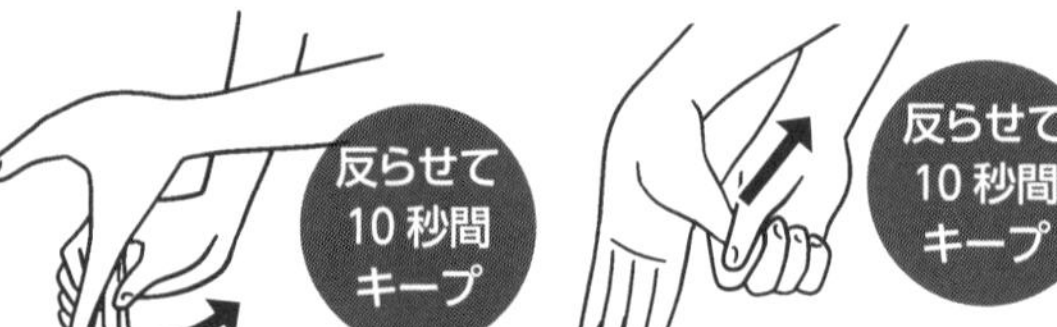

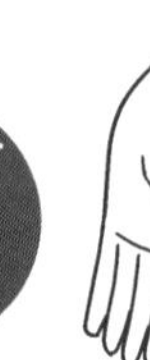

❸同様に、親指を持って反らす。

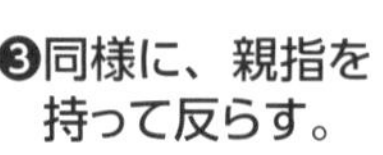

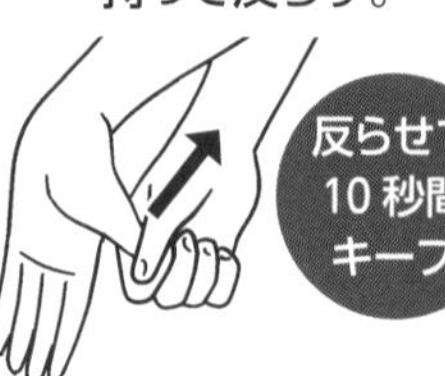

＊産科医が逆子を治すときの手技に似ていることから、「産科医の手」「助産師の手」とも呼ばれる。

著者紹介

出沢（でざわ） 明（あきら） 帝京大学医学部附属溝口病院整形外科客員教授

1980年、千葉大学医学部卒業、整形外科学教室入局。91年、帝京大学医学部整形外科講師、95年、国内に脊椎内視鏡手術を導入、96年、帝京大学医学部附属溝口病院整形外科助教授、97年、脊椎内視鏡手術後方法（MED）を国内に導入、2002年、経皮的内視鏡椎間板ヘルニア摘出術（PED）を国内に導入、04年、帝京大学医学部附属溝口病院整形外科教授、整形外科科長、05年、帝京大学附属溝口病院副院長補佐。14年、東京都世田谷区に出沢明PEDクリニック開院、18年、川崎市多摩区に向ヶ丘PEDスポーツクリニック開院。国際最小侵襲手術学会（ISMISS）日本代表、日本内視鏡学会理事、日本脊椎脊髄病学会理事・評議員、第1回脊椎低侵襲学会会長（1999）、PASMISS第2回会長（2002）、日本最小侵襲整形外科学会幹事　第9回会長（2005）、JOSKAS第5回会長（2013）、財団法人日本脊椎内視鏡振興財団理事長。

こむら返り

整形外科の名医が教える

最高の治し方大全

2021年 7 月13日　第1刷発行
2024年 1 月24日　第6刷発行

著　　者　出沢　明
編 集 人　飯塚晃敏
シリーズ統括　石井弘行　飯塚晃敏
編　　集　わかさ出版
編集協力　酒井祐次　瀧原淳子（マナ・コムレード）
装　　丁　下村成子
イラスト　デザイン春秋会　前田達彦　マナ・コムレード
発 行 人　山本周嗣
発 行 所　株式会社文響社
〒105-0001 東京都港区虎ノ門２丁目２－５
共同通信会館９階
ホームページ　https://bunkyosha.com
お問い合わせ　info@bunkyosha.com
印刷・製本　中央精版印刷株式会社

ISBN 978-4-86651-388-1

本書は専門家の監修のもと安全性に配慮して編集していますが、本書の内容を実践して万が一体調が悪化する場合は、すぐに中止して医師にご相談ください。また、疾患の状態には個人差があり、本書の内容がすべての人に当てはまるわけではないことをご承知おきのうえご覧ください。